湖北省中醫院
HUBEI PROVINCIAL HOSPITAL OF TCM
1868

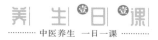

养 生 日 课
·········· 中医养生 一日一课 ··········

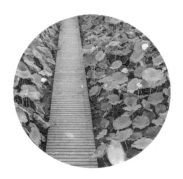

U0289147

长江出版传媒 Changjiang Publishing & Media　湖北科学技术出版社 HUBEI SCIENCE & TECHNOLOGY PRESS

编撰委员会

顾　　问　梅国强

主　　编　巴元明　何绍斌

副 主 编　（按姓氏笔画排序）

丁砚兵　王小琴　左新河　石　全　向希雄
李　莉　李杜军　李晓东　李惠玲　杨　毅
何承建　周　凤　周仲瑜　周忠民　赵　焰
胡运莲　胡霜红　喻朝晖　谭子虎

主　　审　金劲松

编　　审　焦　杨　潘红玲　苏国阳　程　伟　邓可斌
林爱珍

执行主编　胡　梦

编　　委　（按姓氏笔画排序）

万凌翔　叶志勤　刘　川　刘昌亚　刘晓鹰
严劲松　李　恒　杨宏志　肖明中　陈键锋
周　晶　周晓宁　赵　勇　胡雅兰　徐　静
徐文华　黄　蓓　梅应兵　傅　坚　黎婉婷
薛林平

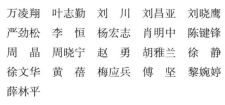

序

　　"养生"二字，已成当下流行热词，一般群众未必能领悟其真实含义。盖"养"，有生育、抚育、宜生环境、教养、修养等义。"生"，亦有生育之意，还有生长、生活、生命、生存、化生、生机等义。二字合为一词，则内涵非常丰富，不可草草读过。由是言之，"养生"实为全社会、全人类长期努力之系统工程，岂是一部养生著作所能奏效。然则养生著作，可视为此系统工程中卫生保健之科普著作，旨在还智慧于群众，归健康于人民，宣扬"治未病"思想，仍不可或缺，乃是书作者之初衷。若不加分析，盲目照搬，则枉费作者之苦心也。序者以此言开篇者，因常见部分群众，不加辨别，而照某书、某人之言，或受某些广告之诱惑，而采取某些养生方法，如某种不切自身实际之锻炼方法，或多吃某物、补品，以调补脏腑气血、益寿延年等，不惟无效，反生诸多不适，甚或加重病情之案例。惜哉！华美之天物，反成戕身之毒品，切忌！切忌！如此一反作序常态，或因老来怪癖，或有不得不说之理由，乃序者之苦心也。知我罪我，无所萦怀。

　　是书所禀之思想，其一，据《黄帝内经·素问·上古真天真论》岐伯答黄帝问说："上古之人，其知道者，法于阴阳，和于术数，饮食有节，起居有常，不妄劳作，故能形与神俱，而尽终其天年，度百岁乃去。今时之人不然也，以酒为浆，以妄为常，醉以入房，以欲竭其精，以耗散其真，不知持满，不时御神，逆于生乐，起居无节，故半百而衰也。"春秋度百之人，自古有之。愚意揣度，从严格意义来讲，上古之时，当无文字，凡事多属传闻，不可不信，亦不可全信，而传闻中寄托人民对健康长寿之美好愿望，当为可信。"今时之人"，约指春秋战国时代，有较详文字记载，而所记多为上层社会之人，"年半百而衰"者，是为可信。目前虽然社会发达，生产力大幅提高，物质生活丰富，卫生知识较为普及，人均寿命逐渐延长，而年半百或花甲而衰者，亦复不少，观岐伯之言"逆于生乐"等语，则不解自明，仍有现实意义。

其二，该篇指出"恬淡虚无，真气从之，精神内守，病安从来"，是指精神层面，大意是必求心态平和，摒弃非分欲求，平实为人做事，精力充沛，坐怀不乱，则胜于补药。而人乃最高等动物，七情六欲，孰能谓无？如喜、怒、忧、思、悲、恐、惊等，外现于身形，内连于脏腑功能，若因情感所发，适可而止，知所调节，知所归返，或能振奋精神，或能排遣郁闷，或能知所敬畏，或能知所行止等，则对脏腑功能有益无害。然则切忌过度，过必伤身，如"怒伤肝""喜伤心""思伤脾""忧伤肺""恐伤肾"等（《黄帝内经·素问·阴阳应象大论》），便是精神对身体的反作用。是书汇集不少健康情感要求、内心修养方法，由此而来。

其三，该篇还指出"虚邪贼风，避之有时"，是从天人相应观出发，说明人与大自然和谐相处之道。如天时有四季往复，气象有风寒暑湿燥火（六气）之变化，而人处其间，必有所作为，如劳作等，焉能不遇风霜雨露、严寒酷暑，此为人与自然抗争的一面。然抗争有其相对性，必控制在身体能承受的范围内，则有益无害。若反其道而行之，如狂飙大作、暴雨成灾、极寒极热等，则应及时避之，以免伤身之祸。常见之自然气象，尚且如此，若六气生变，便是六淫（致病因素），或为疫疠之气（传染病因素），则以严格预防、隔离为第一要义，切不可以身试病。

其四，俗语说："一方水土养一方人。"有其朴素的科学内涵。我国地域之大，在全球屈指可数。其有崇山峻岭、平原沃野、戈壁绿洲、江河湖泊、海疆岛屿，物产各异、气象万千，难以一言而终。各地之人，饮食起居习惯、受水土之刚柔，各有不同，因长期适应其生态环境，又不失其节度，自必有益健康。若易地而居，必有其再适应过程，适应之后，亦无妨碍。《黄帝内经·素问·异法方宜论》对各方之民生、疾病、治法，有大概论述。此虽就古代生活而言，然其宗旨仍不可废也。即令一地之人，仍有较大个体差异，而养生类书籍，多为共性之作，故求养生者，必求共性与个性之辩证统一，是善读书也。因而必详加思考，正确选择某些养生方法，方能有益于自身。反之，盲目采取"拿来主义"，则无异于手捧佳作，而误入歧途。《黄帝内经·素问·气交变大论》说："夫道者，上知天文，下知地理，中知人事，可以长久，此之谓也。"

是书之新颖处，在于以日课方式编写，逐日一则养生知识。其寓意为：①日月无穷，养生须持之以恒；②日月运转，以成季节，四季养生，需各得其宜；③四季更迭，以成一年，而今年异于往年，明年异于今年，有推陈出新之意。对是书而言，应不断修订，补充新的研究成果，令其日臻完善，以飨读者；对读者而言，亦应与时俱进，不断学习新知识，身体亦须时时吐故纳新。愿广大读者与科学同行，与健康作伴，是为序。

国医大师 梅国强

约指春秋战国时代，有较详文字记载，而所记多为上层社会之人，"年半百而衰"者，是为可信。目前虽然社会发达，生产力大幅提高，物质生活丰富，卫生知识较为普及，人均寿命逐渐延长，而年半百或花甲而衰者，亦复不少，观岐伯之言"逆于生乐"等语，则不解自明，仍有现实意义。

其二，该篇指出"恬淡虚无，真气从之，精神内守，病安从来"，是指精神层面，大意是必求心态平和，摒弃非分欲求，平实为人做事，精力充沛，坐怀不乱，则胜于补药。而人乃最高等动物，七情六欲，孰能谓无？如喜、怒、忧、思、悲、恐、惊等，外现于身形，内连于脏腑功能，若因情感所发，适可而止，知所调节，知所归返，或能振奋精神，或能排遣郁闷，或能知所敬畏，或能知所行止等，则对脏腑功能有益无害。然则切忌过度，过必伤身，如"怒伤肝""喜伤心""思伤脾""忧伤肺""恐伤肾"等（《黄帝内经·素问·阴阳应象大论》），便是精神对身体的反作用。是书汇集不少健康情感要求、内心修养方法，由此而来。

其三，该篇还指出"虚邪贼风，避之有时"，是从天人相应观出发，说明人与大自然和谐相处之道。如天时有四季往复，气象有风寒暑湿燥火（六气）之变化，而人处其间，必有所作为，如劳作等，焉能不遇风霜雨露、严寒酷暑，此为人与自然抗争的一面。然抗争有其相对性，必控制在身体能承受的范围内，则益无害。若反其道而行之，如狂飙大作、暴雨成灾、极寒极热等，则应及时避之，以免伤身之祸。常见之自然气象，尚且如此，若六气生变，便是六淫（致病因素），或为疫疠之气（传染病因素），则以严格预防、隔离为第一要义，切不可以身试病。

其四，俗语说："一方水土养一方人。"有其朴素的科学内涵。我国地域之大，在全球屈指可数。其有崇山峻岭、平原沃野、戈壁绿洲、江河湖泊、海疆岛屿，物产各异、气象万千，难以一言而终。各地之人，饮食起居习惯、受水土之刚柔，各有不同，因长期适应其生态环境，又不失其节度，自必有益健康。若易地而居，必有其再适应过程，适应之后，亦无妨碍。《黄帝内经·素问·异法方宜论》对各方之民生、疾病、治法，有大概论述。此虽就古代生活而言，然其宗旨仍不可废也。即令一地之人，仍有较大个体差异，而养生类书籍，多为共性之作，故求养生者，必求共性与个性之辩证统一，是善读书也。因而必详加思考，正确选择某些养生方法，方能有益于自身。反之，盲目采取"拿来主义"，则无异于手捧佳作，而误入歧途。《黄帝内经·素问·气交变大论》说："夫道者，上知天文，下知地理，中知人事，可以长久，此之谓也。"

是书之新颖处，在于以日课方式编写，逐日一则养生知识。其寓意为：①日月无穷，养生须持之以恒；②日月运转，以成季节，四季养生，需各得其宜；③四季更迭，以成一年，而今年异于往年，明年异于今年，有推陈出新之意。对是书而言，应不断修订，补充新的研究成果，令其日臻完善，以飨读者；对读者而言，亦应与时俱进，不断学习新知识，身体亦须时时吐故纳新。愿广大读者与科学同行，与健康作伴，是为序。

国医大师 梅国强

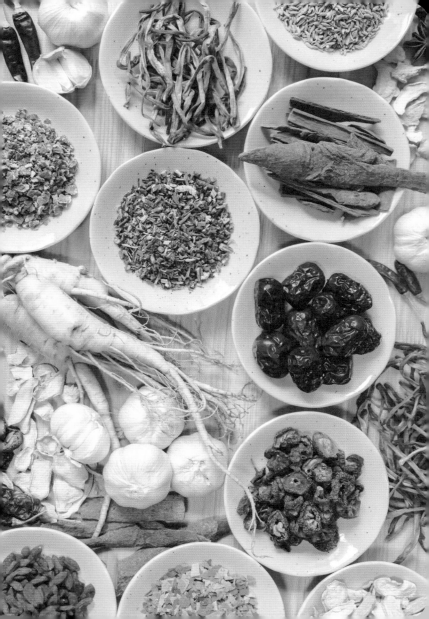

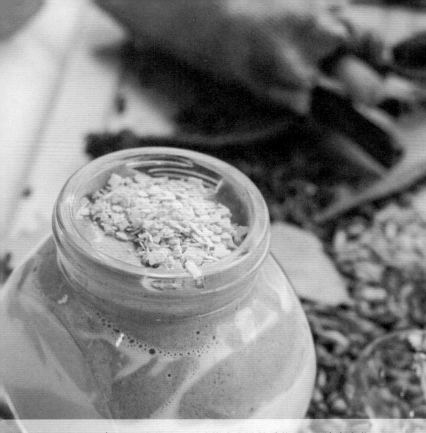

何谓冬季进补

人体的生理功能往往随着季节不同而有所变化，所谓"天人相应"。在冬季补养，既可以及时补充人体气血津液，又可使来年少生或不生病，从而达到事半功倍之效，对于处于亚健康状态的都市繁忙人群更有必要。因此，民间有"今年冬令进补，明年三春打虎"之说。

1

星期五

农历
冬月十八

元旦

"万物皆生于春、长于夏、收于秋、藏于冬，人亦应之。"
——《黄帝内经·素问》

冬季预防风湿
贵在保暖

在春分、秋分的时候，由于季节更替，气温不稳定，会诱发风湿病患者病情加重。关节炎患者在秋冬季节更替时贵在保暖，并散寒除湿。推荐食物如下。

辣椒 具有温中散寒之功效，外用可使局部皮肤血管扩张，促进血液循环。

莲子 味甘、涩，性平，具有清心养神益肾的作用。据《本草纲目》记载，莲子有"交心肾，固精气，强筋骨，补虚损，厚肠胃，利耳目，除寒湿"等功效。可鲜食，也可干果去皮、内心煮粥等方式食用。

黑豆 具有补肾益阴，健脾利湿，祛风除痹功效。适用于关节炎疼痛、四肢拘挛、肝肾不足。本品与薏苡仁、木瓜同用效果更佳。

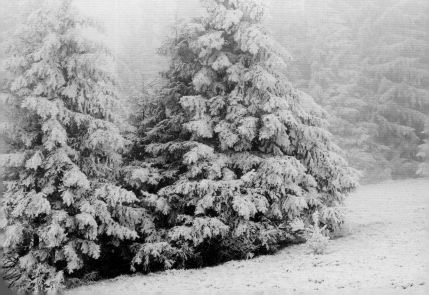

2

星期六

农历
冬月十九

"风寒湿三气杂至，合而为痹。其风气胜者为行痹，寒气胜者为痛痹，湿气胜者为着痹。"

——《黄帝内经·素问·痹论》

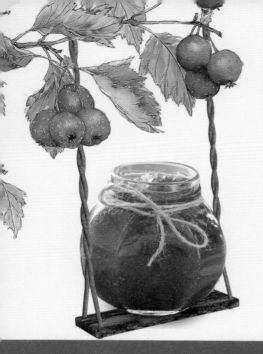

山楂酸甜又开胃
多吃伤牙要注意

【忌食】　山楂只消不补，脾胃虚弱者慎服。山楂味酸，故胃酸过多者忌服；儿童贪食山楂或山楂片、山楂糕等，对牙齿生长不利；糖尿病患者不宜食用糖分较多的山楂制品，可适当食用山楂鲜果。食用后要注意及时漱口刷牙，以防伤害牙齿。

山楂粥

材料　山楂 30～40 克，粳米 100 克，白砂糖 10 克。

做法　将山楂入砂锅煎取浓汁，去渣，然后加入粳米、白砂糖煮粥。

3

星期日

农历
冬月二十

山楂酸甘开胃，微温能通，入脾、胃经，有消食健胃、
活血化瘀、收敛止痢之功效。配麦芽可以消食导滞，
配木香能行气止痛，配白术有健脾燥湿之功。

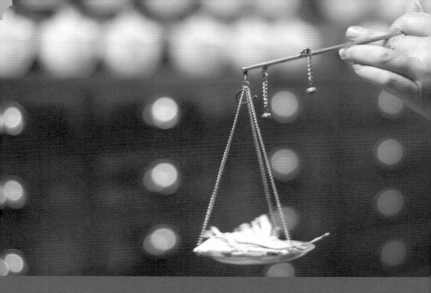

冬三月
气海一穴暖全身

　　气海的原意是指任脉的水汽在此吸热后汽化胀散。气海穴位于肚脐直下约一寸半（5 厘米）。

　　古代养生家认为，必须让心火下降肾脏，就好像天上的太阳照耀江海。这样，阴水得到阳火的照射，就能够化生云气，上达心肺，滋润身体，形成水升火降、通体安泰的局面。"气海一穴暖全身"，就是说气海具有温养益气、扶正固本、培元补虚之功效。

　　【温馨提示】按摩气海穴时，可先以右掌心紧贴于气海穴的位置，按顺时针方向分小圈、中圈、大圈，按摩 100～200 次。再以左掌心，按逆时针方向，如前法按摩 100～200 次，按摩至有热感，即有效果。

4

星期一

农历
冬月廿一

气者，气态物也；海者，大也。

小寒

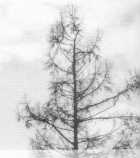

寒冬滋养　温来补

　　小寒气温极低，一杯热乎的桂圆红枣茶（桂圆10克，红枣5枚，于杯中开水冲泡5分钟即饮）不仅驱寒保暖，还能滋补养生。

　　桂圆性味甘温，能补益心脾、养血安神，富含糖类和维生素，对冬季提高免疫力有很大作用。红枣性味甘平，能健脾益胃，补气养血，含有人体所需铁质、蛋白质和维生素C等多种物质。

　　桂圆红枣茶虽好，但感冒咳嗽有痰及热病患者、孕妇、糖尿病患者不宜饮用。

小寒，是气温最低的节气。中医认为寒为阴邪，最寒冷的节气也是阴邪最盛的时期，应多食温热食物以补益身体，防御寒冷气候对人体的侵袭。

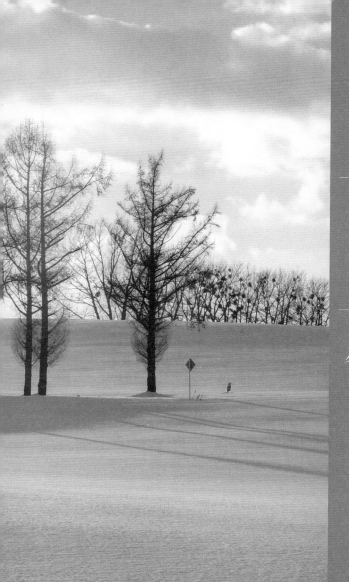

2021 年

1 月

5

星期二

农历
冬月廿二

11

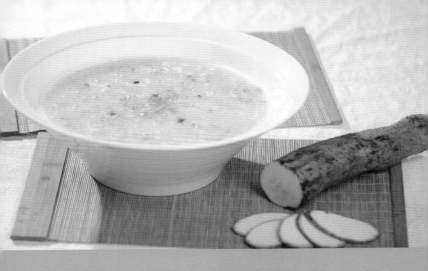

寒冬时节
宜防寒护肾

小雪过后，阳气潜藏，阴气渐盛，转入严冬。在此提示您：寒冬时节，宜防寒护肾。

保暖防寒

中医认为"头为诸阳之会"，即头部是所有阳经汇聚的地方，不能受寒，所以，外出时要戴帽子和围巾，保护阳气。其次要注意脚部保暖，经常用温热水（45～50℃）泡脚，按摩和刺激涌泉等穴位，以促进血液循环。

注意养肾

一年四季中"春应肝，夏应心，长夏应脾，秋应肺，冬应肾"。按照人与天地的关系，冬天重在养肾。小寒时节，天气寒冷，可适当药膳进补。如莲藕鲤鱼汤可以补气血、滋阴补肾；黑豆羊肉炖当归可补血益肾；山药粥、茯苓粥等有健脾益肾的功效。

6

星期三

农历
冬月廿三

"小雪气寒而将雪矣，地寒未甚而雪未大也。"
——《二如亭·群芳谱》

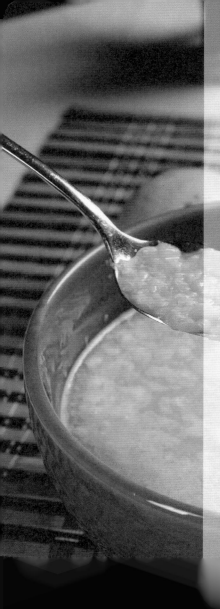

冬天甘蔗能治火

甘蔗，性寒，味甘，下气和中，助脾气，利大小肠，消痰止渴，除心胸烦热，解酒毒。

【宜食】

甘蔗适合肺热干咳、胃热呕吐、肠燥便秘之人食用；适合饮酒过量者食用；适合发烧烦渴、津液不足、口干舌燥的高热患者食用。

【忌食】

脾胃虚寒、胃腹寒痛者不宜食用，糖尿病患者忌食。如甘蔗剖面发黄、味酸，并有霉味、酒糟味或生虫变坏的，均不能食用，否则可引起中毒。

蔗浆粟米粥

甘蔗 500 克，绞取汁液，加粟米 60 克，加水适量，煮成稀粥。

本方源自《董氏方》。甘蔗汁益胃生津，润肺燥，粟米益脾胃，二者又皆能除热。用于脾肺不足、阴虚肺燥、烦热咳嗽、咽喉不利。

7

农历
冬月廿四

"蔗，脾之果也。"　　　　　　——李时珍
"其浆甘寒，能泻火热。"　　——《黄帝内经·素问》

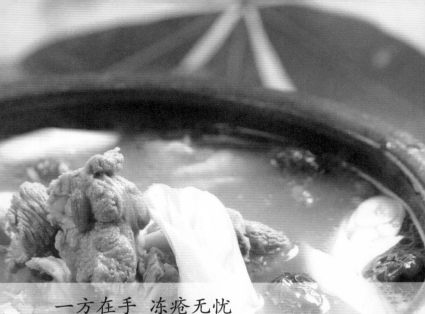

一方在手 冻疮无忧

冬季时令主寒，气候寒冷，容易诱发冻疮。冻疮的病根是寒凝血瘀，在冬季做好防寒保暖的同时应配以合理的饮食调养，可有效地防治冻疮。

当归生姜羊肉汤，出自医圣张仲景的《金匮要略》，是一服防治寒凝血瘀的经典食疗方，具有温阳散寒、活血通脉的功效。

当归生姜羊肉汤

材料 当归 30 克，生姜 50 克，羊肉 500 克，黄酒、调料适量。

做法 当归、生姜洗净，切片备用。羊肉洗净，剔去筋膜，开水焯过，切块备用。当归、生姜、羊肉放入锅中，加黄酒、调料适量轻微拌炒后铲起，放入砂煲内加开水适量，武火煮沸后转文火炖煮 1 ～ 2 小时即可。

8

星期五

农历
冬月廿五

中医认为，血得温则行，得寒则凝。冬季严寒，最易
耗伤人体阳气，使阳气外不能有效地温表御寒，内不
能很好地温通血脉，因而发生冻疮。

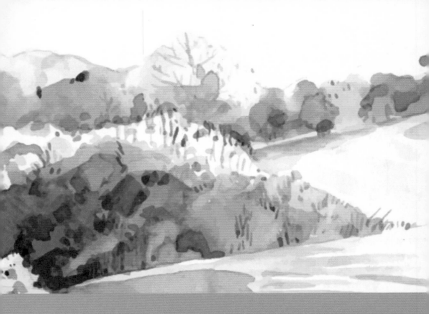

三九补一冬

中医认为"寒性凝滞，主收引"，天气寒冷，颈椎病、腰椎病等容易多发。

① 注意保暖，防止风寒侵袭，尤其是头、颈、背、手、脚等易受凉的部位，可系戴围巾、护膝、腰带等保暖用具，睡前养成泡脚的习惯。

② 适当活动，如室内慢走、习练八段锦等，八段锦是传统的健身功法，其动作和缓协调、运动量适中，习练八段锦能有效振奋身体阳气，舒缓疲乏，调节身体功能。

③ 民谚有"三九补一冬"之说，说明冬季进补的重要性。小寒饮食应以温补为主，但不可大补。在饮食上可选择羊肉、牛肉、芝麻、核桃、杏仁、瓜子、榛子、松子等，也可结合药膳进行调补。

2021 年

1 月

9

星期六

农历
冬月廿六

民谚有云："小寒大寒，冻作一团。"

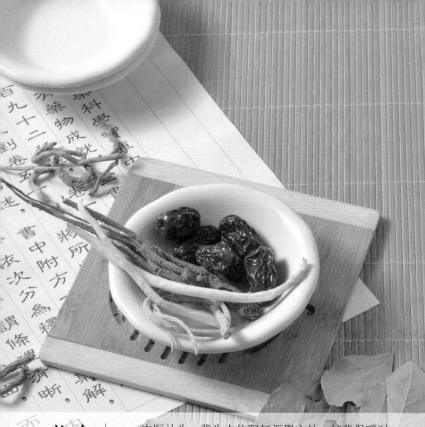

冬日晒背 长命百岁

中医认为，背为人体阳气汇聚之处，护背保暖对人体健康十分重要。寒冬季节，人们多居温室，静多动少，常伴有精神不振、食欲下降、免疫低下等症状。

冬天晒背有疏通经气、振奋阳气、调和气血的作用，可以达到延年益寿的目的。

正确晒背的方法：选择有阳光而无风的上午，在室外背对阳光而坐，不空腹，不久坐，适可而止。

10
星期日

农历
冬月廿七

"背者五脏之附也，背欲常暖，暖则肺脏不伤。"
——《养生四要·慎动》

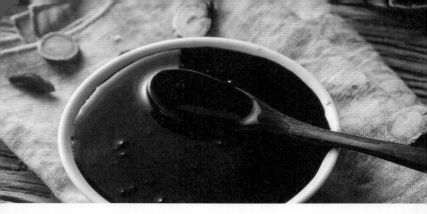

服用膏方有讲究

膏方服用时间

饭前服 一般在饭前30～60分钟时服药，病在下焦，药力迅速下达，宜饭前服。

饭后服 一般在饭后15～30分钟时服药，病在上焦，欲使药力停留在上焦较久，宜饭后服。

睡前服 一般在睡前15～30分钟时服药，补心神、安心神、镇静安眠的药物宜睡前服。

空腹服 可使药物迅速入肠，并保持较高浓度而迅速发挥功效，滋腻补益药宜空腹服。

膏方服用方式

嗽化膏方 亦称含化，将膏剂含在口中，让药慢慢在口中溶化，以发挥药效。

冲服膏方 取适量膏剂，将白开水冲入搅匀。

调服膏方 将膏剂如阿胶、鹿角膏等研细末，用适当的汤药或黄酒等，隔火炖热，调好和匀服下。

2021 年
1 月

11
星期一

农历
冬月廿八

膏方，亦称膏剂，是中医丸、散、膏、丹、酒、露、汤、
锭八种剂型之一。

23

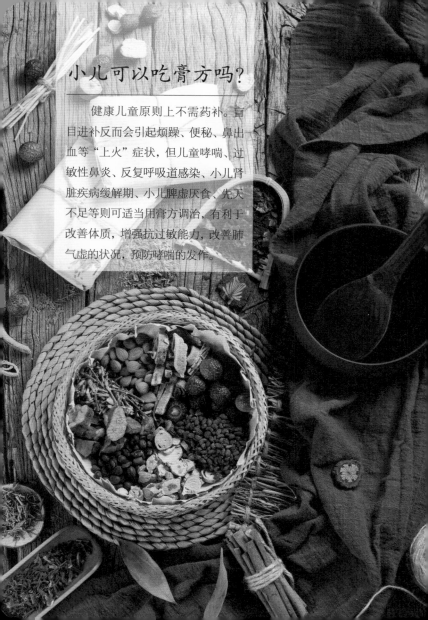

小儿可以吃膏方吗？

健康儿童原则上不需药补。盲目进补反而会引起烦躁、便秘、鼻出血等"上火"症状，但儿童哮喘、过敏性鼻炎、反复呼吸道感染、小儿肾脏疾病缓解期、小儿脾虚厌食、先天不足等则可适当用膏方调治，有利于改善体质，增强抗过敏能力，改善肺气虚的状况，预防哮喘的发作。

12

星期二

农历
冬月廿九

膏方有助于改善体质，增强抵抗力。

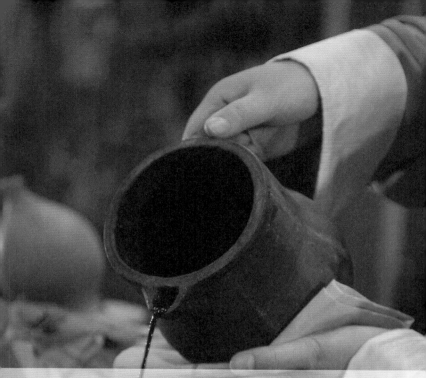

鼻炎反复不见好 冬季进补有奇效

鼻鼽，是以突然和反复发作的鼻痒、打喷嚏、流清涕、鼻塞为主要特征的鼻病。

秋冬养阴，秋冬应顺应节气，保养体内阴气，为潜藏阴精阳气做准备。肺与肾在五行中分别对应于金和水，依据五行相生相克理论，中医理论中，肺开窍于鼻，肾属水，依据金水相生的原理，秋冬进补膏方可健脾益气，温肾通窍，为来年阳气生发打好基础，补足阴精，减少发病概率。过敏性鼻炎可于冬季进补鼻鼽通窍膏，可以滋水润金，减少过敏性鼻炎的发病。

13

星期三

农历
腊月初一

"肺气通于鼻，其脏有冷，冷随气入乘于鼻，故使清涕
不能自收。" ——《诸病源候论》
"一阴一阳结，谓之喉痹。"
——《黄帝内经·素问·阴阳别论》

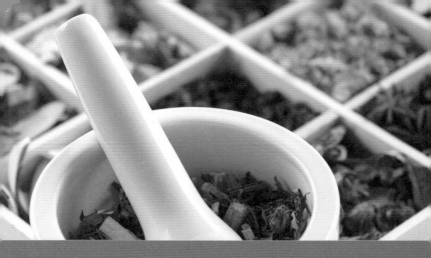

养好血气五步曲

　　妇女在月经期间，气血失调，情绪容易波动，整个机体抵抗力下降，若调摄不当容易引起疾病。

月经期应注意

　　① 保持清洁。禁止同房、盆浴和游泳。

　　② 避免过劳。经期出血，体力下降，过度劳累容易伤肾、耗气动血，可致月经过多、经期延长，甚至崩漏。

　　③ 避免寒凉。经期机体抵抗力下降，若受寒凉或寒湿之邪，则气血凝滞，可致月经后期、月经过少或痛经。

　　④ 饮食有节。经期若嗜食辛辣助阳之品或过度饮酒，则热迫血行，易致月经过多、月经不调等；若过食寒凉，寒凝血滞，可致痛经、月经过少。

　　⑤ 调和情志。经期阴血下行，气偏有余，情绪容易波动，若被情志所伤可致月经过多、痛经、闭经等，故要保持心情舒畅。

14

星期四

农历
腊月初二

"若遇经行，最宜谨慎，否则与产后症相类。若被惊怒
劳役，则血气错乱，经脉不行，多致劳瘵等疾。"

——《校注妇人良方》

便秘不用慌
美味粥品来帮忙

便秘虽然算不上什么大病，但也让很多人苦恼不已。除肠道病变本身所致的便秘外，便秘形成的主要原因：缺少膳食纤维，大便形成少；久坐、久卧、少动，致肠蠕动少；作息时间不规律，错过最佳排便时间；不爱喝水；年老体虚，大肠蠕动缓慢等。

红薯粥

将 50 克红薯洗净，切小块，50 克小米淘洗干净和红薯一起放入 300 毫升清水中小火煮成粥，每天早、晚餐食用。红薯膳食纤维丰富，小米健脾养胃，是通便的特效食物。

无花果粥

将 100 克粳米加水煮沸，然后放入 30 克无花果煮成粥。无花果含有丰富的脂肪酶、蛋白酶、水解酶、苹果酸、柠檬酸等，能提高肠胃的消化功能，又因其含有多种脂类，故具有润肠通便的效果。

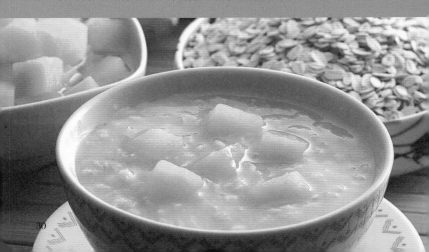

15

星期五

农历
腊月初三

"二日一便者为顺，三四日不便者为秘，一日三四便者
为利。"
——《医学入门》

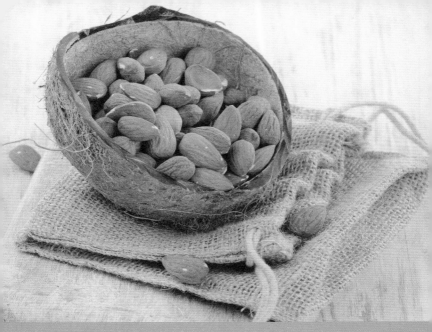

杏仁虽好可不要贪吃哦！

杏仁中富含不致发胖的单不饱和脂肪酸，而且杏仁的细胞壁还会阻碍脂肪酶接触脂肪，从而减少对脂肪的消化吸收，所以，减肥的人也可以放心选择杏仁作为零食。

杏仁有苦甜之分。根据记载，苦杏仁能止咳平喘、润肠通便，可治疗肺病、咳嗽等疾病。杏仁中丰富的黄酮类和多酚类成分，能够降低人体内胆固醇的含量，降低心脏病和很多慢性病的发病概率。苦杏仁中的一种生物活性物质——苦杏仁苷有抗肿瘤的作用。

杏仁虽好，却不可多吃。杏仁中含有氢氰酸等有毒成分，生吃或者多吃会中毒；杏仁中含有大量脂肪酸，婴儿及大便溏泄者要慎用。

2021 年

1 月

16

星期六

农历
腊月初四

杏仁被称为"最有营养的零食"，杏仁含有 20% 的蛋白
质，富含维生素、铁、锌、钠、硒等，不含淀粉。

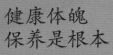

健康体魄
保养是根本

　　俗话说："三分用药七分养。"患病后康复与否，并非完全取决于用药治疗，自身保养也至关重要。因为治疗是有限度的，许多疾病并不完全是靠药物治愈的，而是靠自身保养。这里所说的保养方式包括了生活方式、社会因素、气候因素等。

17

农历
腊月初五

"其知道者，法于阴阳，和于术数，食饮有节，起居有
常，不妄作劳；虚邪贼风，避之有时，恬淡虚无，真气
从之，精神内守，病安从来。"　　——《黄帝内经》

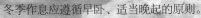

冬季养肝大法

冬季作息应遵循早卧、适当晚起的原则。

冬季不适合剧烈运动，宜选择室内运动或静态运动为主，如太极拳呼吸吐纳等缓慢、幅度较小的活动，以不耗损阳气为主。

冬季饮食首推补肾之物，如羊肉、乌鸡、枸杞、板栗、木耳等，可与药补相结合，如煲汤做菜时适量加入健脾的大枣、山药、莲子、党参等。四季养肝应顺应四季，顺应肝的生理特性，五脏和谐，百病不生。

18

星期一

农历
腊月初六

冬季养肝宜肝肾同养，中医认为"肝肾同源""肾藏元
阴元阳"，可以润养五脏，目的是防止来年发病。"冬
宜早卧晚起"属养藏之道。

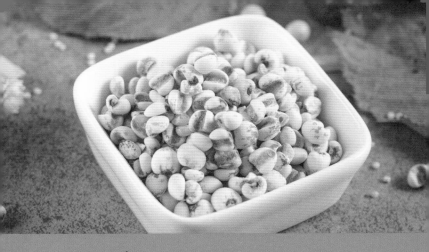

中药故事系列
薏苡仁

号称"伏波将军"的马援奉东汉光武帝刘秀之命，率兵远征广西，平定南疆之乱。北方将士到南方一带多有不适，很多人得了"脚气病"，手足麻木、下肢浮肿，进而全身肿胀，无人能治。眼看这个病让军中士气锐减，无法作战，马援悬赏白银 500 两（1 两 =50 克），寻找治病良方。有一天，一名乞丐带来一罐像珍珠一样的东西，说："这叫'慧珠子'，也叫'薏苡仁'，这里的田里都种植，用它煎汤服用就能治好将士的病。"将士服用后，病真的好了。马援准备拿出 500 两白银重谢乞丐，可是乞丐早已不知去向。

马援胜利归来，随车带了一些薏苡仁种子种植。马援死后，有人诬告他当年带回来的是"明珠"，让马援和妻儿蒙冤。白居易曾诗云："薏苡谗忧马伏波。"后人也用"薏苡之谤"比喻被人诬陷而蒙冤。薏苡仁也有"薏珠子"的美誉。

2021 年

1 月

19

星期二

农历
腊月初七

薏苡仁，味甘、淡，性凉，有利水渗透湿、健脾止泄、
除痹、排脓、解毒散结等作用。

大寒

寒冬须闭藏

大寒时节注意事项

①起居应顺应冬季闭藏的特性，早睡晚起，养护人体的阳气；注意保暖，尽量减少外出，即使外出也要选择太阳升起后，外出时佩戴口罩、围巾等保暖用具。

②"寒从脚起，冷从腿来"，注重足部的保暖。除了穿保暖的鞋袜外，睡前可以用热水泡脚，也可加入适量的生姜，以消除疲劳，壮腰强筋，促进血液循环，改善睡眠质量。

③大寒节气，"冬藏"转"春生"。饮食上考虑到季节的变换，温补的同时，配合胡萝卜、油菜、菠菜等黄绿色的蔬菜，并适当增添一些具有升散性质的食物为适应春季生发特性做准备。

"大寒为中者，上形于小寒，故谓之大……寒气之逆极，故谓大寒。"

——《授时通考·天时》

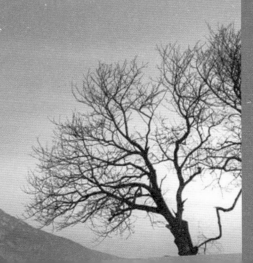

2021 年

1 月

20

星期三

农历
腊月初八

腊八节

41

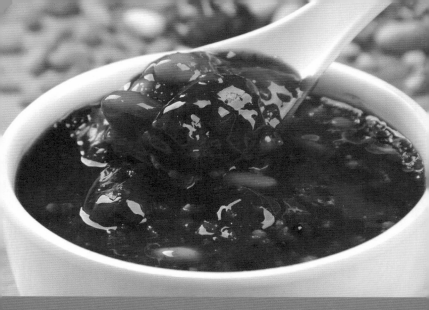

腊八粥里加点料
冬日养生少不了

　　腊八粥的主要原料有谷类、豆类和坚果。谷类常用粳米、糯米，粳米补中益气，糯米温脾益气；豆类常用黄豆、赤小豆，黄豆宽中下气，赤小豆利水消肿；坚果仁常用花生、核桃仁，花生润肺和胃，核桃仁补肾纳气。

　　如果在腊八粥里加点龙眼肉、酸枣仁，则有很好的养心安神的作用。燕麦富含膳食纤维，能延缓碳水化合物的吸收，减缓血糖的上升速度，腊八粥里加上燕麦，对于糖尿病以及糖尿病合并心血管疾病的患者大有益处。大枣是益气养血、健脾的食疗佳品，腊八粥里加几颗大枣，对脾胃虚弱、血虚萎黄和肺虚咳嗽等症有一定疗效。

21

星期四

农历
腊月初九

腊八粥，是古人敬献农神、进行祷祝、祈求保佑、以庆丰收
的贡品，同时也是一道养生佳品。

冬季进补
可多吃黑

　　黑色食品走进冬季方能显出"英雄本色"，可谓冬季进补的佳肴、良药，如黑米、黑豆、黑芝麻、黑木耳、黑枣、黑菇、黑桑葚、魔芋、乌骨鸡、乌龟、乌贼鱼、甲鱼、海带、紫菜等。同时，黑色食品不仅营养丰富，而且大多性味平和，补而不腻，食而不燥，对肾气渐衰、体弱多病的老人以及处在成长发育阶段、肾气不充的少儿尤其有益。所以，冬季餐桌上的"一片漆黑"，将带来未来的健康光明。

22

星期五

农历
腊月初十

在中医的五色五形理论中，黑色独入肾经，能够益肾强
肾，靠黑色的食物来补肾正是"顺应天时"的最佳表现。

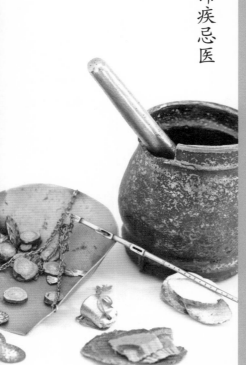

杏林故事 讳疾忌医

一次，扁鹊到了齐国。齐国国君田午热情地招待他。扁鹊见到田午，认真地对他说："您的肌表部位有疾病，要是不治，会蔓延下去。"

田午听后不以为然地说："我没有病。"待扁鹊退下后，他便对旁人说："医生就是喜欢靠治疗没有病的人来炫耀自己的本领。"

过了5天，扁鹊去见田午，说："您的病现在到了血脉，不治恐怕要加重了。"田午生气地说："我没有病！"

又过了5天，扁鹊说："您的病现已深入到肠胃，再不治疗就不可收拾了。"这次，田午竟拂袖而去。

10天后，田午果然感到浑身难受，病情很快加重，他连忙派人到处找扁鹊，结果没找到。没几日，田午便死了。

23

星期六

农历
腊月十一

中医认为，病不许治者，病必不治，治之无功矣。有了
疾病，应该积极治疗，若讳疾忌医，到头来只会害了自己。

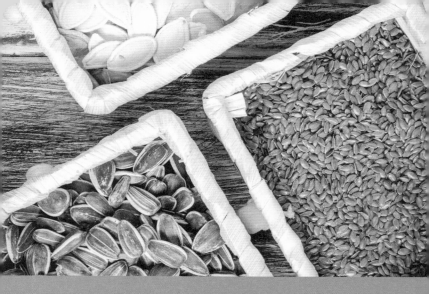

嗑瓜子助消化

　　嗑瓜子能够使整个消化系统活跃起来，瓜子的香味刺激舌头上的味蕾，味蕾将这种神经冲动传导给大脑，大脑又反作用于唾液腺等消化器官，使含有多种消化酶的唾液、胃液等的分泌相对旺盛，所以饭后嗑瓜子比较好。

食用注意事项

　　① 食用以原味为佳，添加各种调料做成的瓜子不宜多吃；咸瓜子吃得太多会伤肾。

　　② 长时间不停地嗑瓜子会伤津液，导致口干舌燥，甚至破坏口腔黏膜，令口腔生疮。

　　③ 瓜子壳较硬，嗑得太多对牙齿不利。

　　④ 葵花子所含热量很高，糖尿病患者和偏胖的人尽量少吃。

24

星期日

农历
腊月十二

瓜子营养丰富，特别是葵花子与西瓜子都富含脂肪、蛋
白质、锌等营养元素，是受人们喜爱的零食。

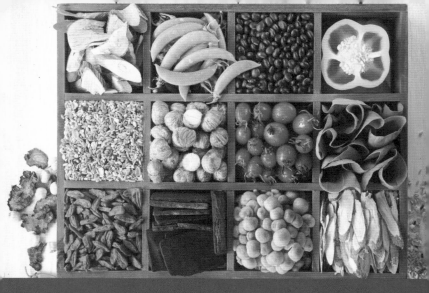

湿热质
油光长痘型　宜清热祛湿

体质特征　面鼻油光发亮、口苦口臭、胸闷恶心、易生痤疮；身重困倦、大便黏滞不畅或燥结、小便短黄；皮肤湿疹、渗出瘙痒，苔黄腻；男性阴囊潮湿；女性带下增多；多心烦急躁。

养生策略　忌食辛辣，避暑湿，加强运动。

运动养生　适合做强度大、运动量大的锻炼，如中长跑、游泳、爬山、球类运动、武术等。

饮食起居　饮食调养应该以清淡为原则，忌辛辣燥烈食物，如辣椒、姜、葱等。少食用羊肉、狗肉、鳝鱼、韭菜、生姜、辣椒、酒、饴糖、胡椒、花椒、蜂蜜等甘酸滋腻的食物及火锅、烹炸、烧烤等制成的辛温助热食物。

25

星期一

农历
腊月十三

推荐食材：赤小豆、绿豆、空心菜、芹菜、黄瓜、苋菜、
丝瓜、苦瓜、番茄、莲藕、葫芦、冬瓜、香蕉、西瓜、
柿子、荸荠等甘寒、甘平的食物。

常灸神阙穴
万病自会灭

神阙穴，即肚脐，又名脐中，位于命门穴平行对应的肚脐中。经常对神阙穴进行保健，可使人体真气充盈、精神饱满、体力充沛、腰肌强壮、面色红润、耳聪目明、轻身延年。并对腹痛肠鸣、水肿膨胀、泻痢脱肛、中风脱症等有独特的疗效。

神阙穴保健方法

揉中法 每晚睡前空腹，将双手搓热，双手左下右上叠放于肚脐，顺时针揉转（女子相反），每次 360 下。

按脐法 手指按在肚脐眼上，不要有任何揉动，根据自己的舒适程度调节按力大小。按压时平心静气，将意念集中在肚脐眼上，数自己的呼吸次数，100 下就够了，1 天 1 次。

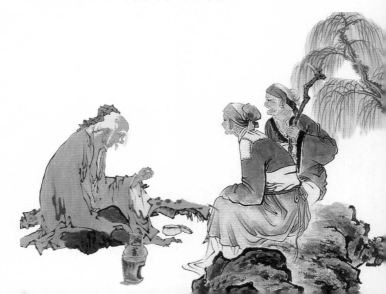

26

星期二

农历
腊月十四

神阙穴为任脉上的阳穴，是人体生命能源的所在地。神
阙穴与人体生命活动密切相关。

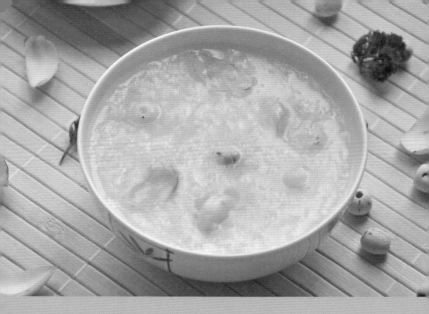

血脂异常须调养

　　血脂异常是引发脑血管意外最重要的危险因素之一。血脂异常是指血浆中胆固醇和脂蛋白的含量异常，通常指总胆固醇、甘油三酯、低密度脂蛋白升高。长此以往，可导致动脉粥样硬化、冠心病、脑卒中、脂肪肝等疾病的发生。

　　通常情况下，血脂异常的人群须调整生活方式，适当运动，注意饮食，并定期监测血脂，对于动脉粥样硬化的患病人群，还需规范地服用药物加以控制。中医药在预防高脂血症及并发症方面具有优势。

降脂食疗方——降脂粥

　　白茯苓、百合各15克，粳米60克，将白茯苓、百合研细末，与粳米煮粥服，每日1次。

27

星期三

农历
腊月十五

中医理论认为，饮食不当，饮食不节，过度摄入肥腻甜的食物，导致脾胃损伤，致使饮食无法被化为精微物质营养全身，反而变成脂浊，混入血中，堆积过多，影响健康。

当归桃仁乌鸡汤

当归　味甘、辛，性温，入肝、心、脾经。具有养血活血、调经止痛、润肠通便的功效。

桃仁　味苦、甘，性平，无毒，入心、肝、大肠、肺、脾经。具有破血行瘀、润燥滑肠的功效。

乌鸡　味甘，性平，入肝、肾经。具有气血双补、滋补肝肾的功效。

材料　乌鸡 500 克，当归 10 克，桃仁 6 克，枸杞 10 克，姜 1 块，红枣 10 颗。

做法

① 将所有食材洗净，乌鸡焯水，放入瓦罐，倒入 1500 毫升水。

② 大火煮开转小火煲 2 小时，煲好加少许盐。

【禁忌证】肥胖、痰湿、湿热内蕴者慎食。此外，肺炎、患严重皮肤疾病者也不宜食用。

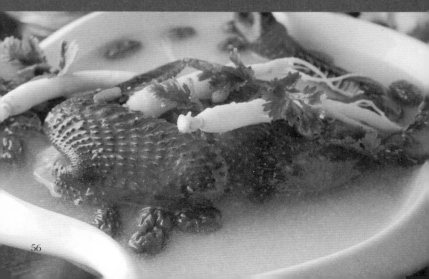

28

星期四

农历
腊月十六

该方具有养血活血、润燥化瘀、护肤养颜、强壮身体的
功效。适用于血虚、血瘀之人，特别适合于产后体虚、
无乳或女子乳房扁小不丰、发育不良等人群。

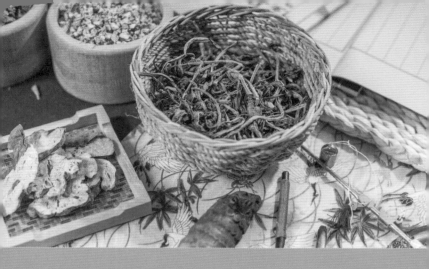

宜平肝潜阳

　　高血压症见眩晕耳鸣、头目胀痛、面红目赤、急躁易怒、头重足轻、心悸健忘、失眠多梦、腰膝酸软、口苦咽干、舌红、脉弦数等。治宜平肝潜阳、滋阴降火。

玉米须炖猪爪

材料　玉米须 15 克，猪爪 2 只，姜 5 克，葱 10 克，盐 5 克。

做法

　　① 玉米须洗净，捆成一把；猪爪洗净，去毛，一切两半；姜切片，葱捆把。

　　② 把猪爪放在焖锅内，加入玉米须、姜、葱、盐、清水 1500 毫升，置大火烧沸，去浮沫，用小火炖煮 1 小时即成。

食法　每天 1 次，吃猪爪半只，喝汤。

功效　平肝阳、补气血、降血压。

29

星期五

农历
腊月十七

高血压肝阳上亢者，多因肝肾阴虚，水不涵木，肝阳亢
逆无所制，气火上扰。

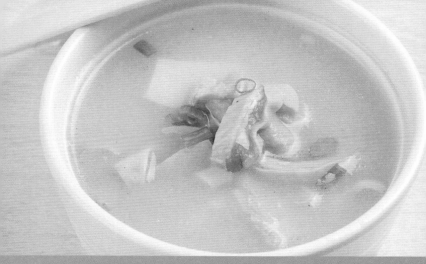

补气养生用黄芪

黄芪党参猪肚汤

材料 猪肚 300 克，黄芪 15 克，党参 15 克，姜片 10 克，红枣 5 枚，盐、生粉、鸡精适量。

做法

① 猪肚用盐、生粉搓洗，并用水冲洗干净，切成小块，用沸水余烫至收缩，捞出沥干；黄芪、红枣洗净。

② 将所有食材放入同一砂煲内，注入适量清水，大火煮开后转小火煲煮，2 小时后调入盐、鸡精即可。

【适应证】 该方具有补中益气、健脾养胃、补益虚劳的作用，适用于气虚乏力、中阳不振的患者。

【禁忌证】 高脂血症、高血压、高尿酸血症的患者慎用猪肚汤，可用黄芪、党参、枸杞煮水喝。

30

星期六

农历
腊月十八

党参味甘，性平，具有补中益气、健脾生津的作用。
猪肚，为猪的胃，具有治虚劳羸弱、小便频数、小儿疳
积的功效。

寒天坚持运动能养生

冬季气候寒冷，许多人不愿意参加体育运动。但正如俗话所说："冬天动一动，少闹一场病；冬天懒一懒，多喝药一碗。"冬季坚持运动，有养筋健肾、舒筋活络、畅通气血、增强抵抗力之功效。

冬季锻炼请注意：

① 《黄帝内经》云："冬三月，早卧晚起，必待日光。"冬季应该早睡晚起，等太阳出来以后再活动。

② 准备活动要充分，待身体发热后再脱去外套，然后加大运动量。

③ 不要做过于剧烈的运动，散步、慢跑、打球、做操、练拳、舞剑等都是适合冬季锻炼的项目。

④ 锻炼后，要及时擦干汗液，若内衣已潮湿，应尽快回到室内换上干净衣服。

⑤ 运动换气宜采取鼻吸口呼，对呼吸道有保护作用。

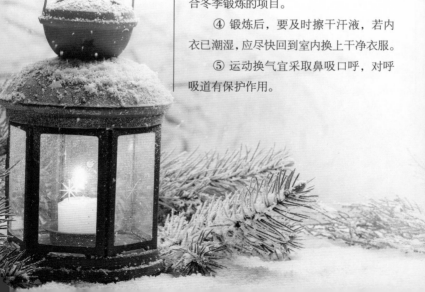

31

星期日

农历
腊月十九

中医认为，肾藏精，主骨生髓。肢体的功能活动，包括
关节、筋骨等组织的运动，皆由肝肾所支配。

延年益寿
勤练八段锦

　　八段锦是我国古代的导引术，流传广泛，是中华传统养生文化中的瑰宝，长期练习，具有疏通经络、调和气血、强身健体、延年益寿的作用，适宜中老年人、亚健康人群以及体质虚弱的康复患者练习。

八段锦注意事项

　　① 动作宜柔和舒适、松紧自然，心情保持舒畅，诱导思想放松入静。在初学阶段，应先求动作方整，再求动作圆活；先体会柔和缓慢，再体会动静相宜。

　　② 循序渐进，量力而行，切忌急于求成，如出现明显头晕、心慌胸闷、恶心呕吐等不适，应立即停止练习。

　　③ 练习时尽量穿宽松衣服，腰带不要系得太紧，妇女避免穿高跟鞋，以微微汗出为度，切忌汗出当风。

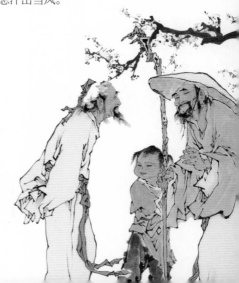

2021 年

2 月

1

农历
腊月二十

"导引之法甚多，如八段锦……不过宣畅气血、展舒筋
骸，有益无损。"

——《老老恒言》

顺气消食吃这些

"百病皆由脾胃衰而生也。"故在日常生活中不仅要注意饮食营养，而且要善于保护脾胃，避免生活中的饮食不节、过食肥腻等不良饮食习惯。宜三餐定时、定量、不暴饮暴食。以素食为主，荤素搭配。

白萝卜 味甘，性凉，能健胃消食、顺气宽中。对食滞腹胀者尤宜，或捣汁饮，或煎水服，除新鲜萝卜外，萝卜子、萝卜叶、老萝卜根煎水服用，也适宜食滞腹胀之人。

金橘 味辛、甘、酸，性温，能理气、解郁、化痰、除胀。可煎汤喝、泡茶饮，亦可做成金橘饼，腹胀时嚼服2枚。

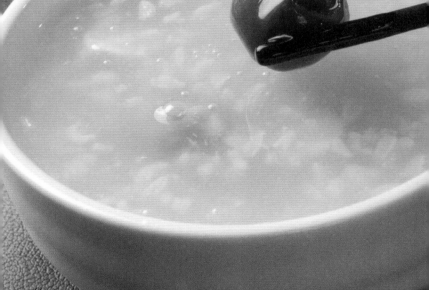

2

星期二

农历
腊月廿一

"饮食自倍，肠胃乃伤。"是指吃得太多、太饱，违背
饮食正常规律者，容易损伤脾胃。

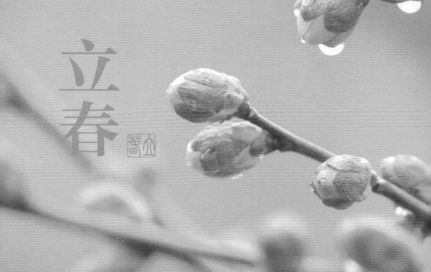

立春

立春雨水到 养肝护眼有诀窍

　　立春是一年中的第一个节气，"立"有开始之意，立春揭开了春天的序幕，表示万物复苏的春季开始了。随着立春的到来，人们明显感觉到白天渐长，阳光也暖和多了，气温、日照、降水也趋于上升和增多。农谚说得好：立春雨水到，早起晚睡觉。

　　春季养生要顺应春天阳气生发、万物始生的特点，注意保护阳气，着眼于一个"生"字。按自然界属性，春属木，与肝相应。而肝开窍于目，虽然五脏六腑之精气皆上注于目，但尤以肝血濡养为重要。《黄帝内经》里有"卧则血归于肝"，如果经常熬夜，肝血不足，就会出现视物模糊、眼睛干涩等不适感。可以经常按揉太阳、睛明、攒竹、阳白、四白、迎香、风池、合谷等穴位。

　　肝主疏泄，在志为怒，恶抑郁而喜调达。在春季精神养生方面，要力戒暴怒，更忌情怀忧郁，做到心胸开阔、乐观向上，保持一个愉悦的好心态。

　　春季养生的另一方面，就是要防病保健。特别是初春，天气由寒转暖，各种致病的细菌、病毒随之生长繁殖。细菌性和病毒性结膜炎开始增多，为避免春季眼部疾病的发生，在预防措施中，一要消灭传染源；二要保持眼部卫生；三要加强锻炼，提高机体的防御能力。也可用菊花、桑叶、夏枯草等煎水代茶饮。

春日养肺　最忌悲忧

春天万物复苏，生长繁荣，这时应该顺应自然的特点，对于春天的生发之气不要压抑损害，这才是养生的关键。

春季选择合适的食疗方可对肺起到保护作用。

银耳炖雪梨

银耳 2 朵，雪梨 1 个，炖服。雪梨能养阴润肺、止咳化痰；银耳可润肺生津。此方能有效缓解干咳少痰、咽干咽痒等症状。

黄芪百合饮

黄芪 10 克，百合 10 克，煎水代茶饮。黄芪能补肺健脾；百合可润肺止咳。此方对于慢性咳嗽、少痰、乏力的患者尤为适用。

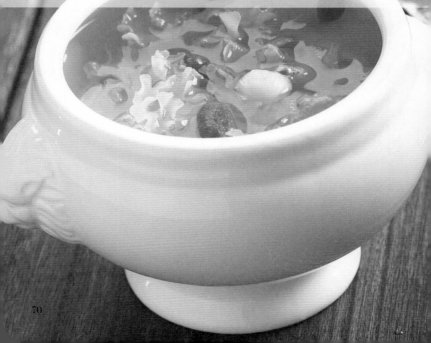

4

星期四

农历
腊月廿三

世界抗癌日

"春三月，此谓发陈，天地俱生，万物以荣……生而勿
杀，予而勿夺……养生之道也。"　　——《黄帝内经》

按压穴位治湿疹

随着立春的到来，皮肤科湿疹患者逐渐增多，湿疹是皮肤科临床常见多发病，属中医"湿疮病"的范畴，因其病程长、反复发作，给患者造成很大的精神负担。

在此给大家介绍一种简单有效的穴位按压法：

常用穴位有合谷（拇指、食指合拢，在肌肉的最高处）、曲池（屈肘成直角，当肘弯横纹尽头处）、血海（用异侧的掌心盖住膝盖骨，五指朝上，手掌自然张开，大拇指端下面便是）、风市（直立垂手时，中指尖所点处）等，每次选取两对穴位，用大拇指肚稍用力按压，按摩时逐渐加力，直到有酸胀感后在穴位上停留3分钟即可。

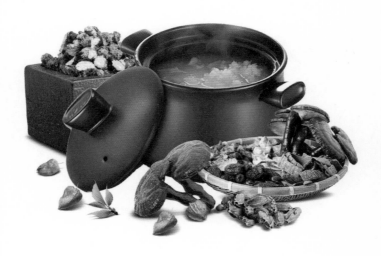

5

星期五

农历
腊月廿四

通过按压穴位来调节经络系统的功能，从而增强机体的
免疫力，降低机体的敏感性，从而达到治疗湿疹的目的。

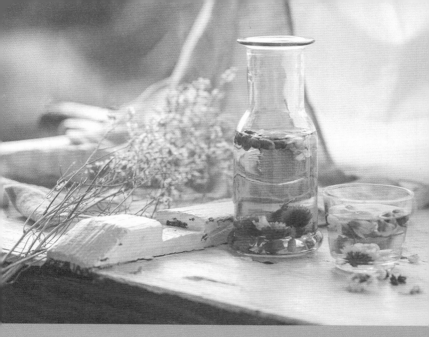

春季当喝玫瑰菊花茶
疏肝理气，清肝明目

春天在五行属木，肝也属木性，因而春气通肝。立春为春季开始之节气。春天阳气生发，自然界呈现出一派生机勃勃的景象，肝气旺盛而生发，趁势养肝可避免阴虚，而过于补肝又怕肝火过旺，如果肝气生发太过易损伤肝脏。

玫瑰花有疏肝解郁、和血调经的功效；菊花有疏散风热、清肝明目功效，两者合用有疏肝理气、清肝明目的效果。因此，春季养肝明目应顺应阳气自然生发舒畅的特点，保持心胸开阔、情绪乐观，多喝具有"疏肝理气、清肝明目"功效的玫瑰菊花茶，以使肝气顺达、气血调畅，达到防病、保健、明目之目的。

6

农历
腊月廿五

"肝为阳中之少阳，通于春气；肝气通于目，肝和则目
能辨无色矣。"
————《黄帝内经》

乍暖还寒须保暖
温水泡脚少不了

俗话说："百草回生，百病易发。"

早春之时，气候多变，乍暖还寒，昼夜温差较大，此时人体皮肤腠理逐渐疏松，尤其是有颈腰腿疼的患者更应注意这些部位的保暖，应当遵循"春捂秋冻"之古训，切记不可过早骤减衣物。

俗话说："百病从寒起，寒从脚下生。"腿脚比较容易受到风寒侵袭，特别是膝盖、足踝等部位。因此，可遵循"上薄下厚"的原则，坚持睡前用热水泡脚，使局部血管扩张，促进血液循环，泡脚水温不宜过高，以40℃左右为宜，水量以淹没脚踝为佳，双脚浸泡10～20分钟。

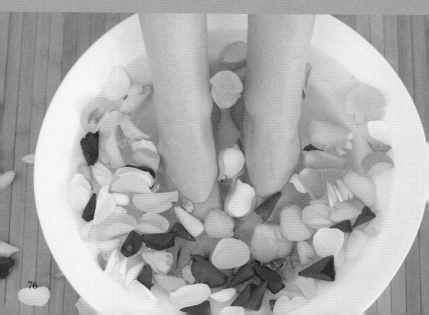

2021 年

2 月

7

农历
腊月廿六

"立，始建也，春气始而建立也。"

——《二如亭·群芳谱》

春季宝宝饮食的 "多多少少"

春季乃生发之季，也是感冒多发季节。如何预防春季感冒，春季宝宝饮食要注意"多多少少"。

① 多吃清淡食物，少食辛辣刺激食物。盐分太高容易脱去体内水分，应多吃一些新鲜蔬菜。葱、蒜、韭菜、姜、花椒、辣椒等辛辣刺激食物，要避免多食。

② 多吃富含维生素、矿物质、蛋白质的食物，如动物肝脏、瘦肉、禽蛋、牛奶、豆制品、胡萝卜、新鲜绿叶蔬菜等，保证宝宝有充足的维生素、蛋白质和矿物质供应，增强暴露部位对寒冷刺激的适应能力。

③ 多喝水，多吃水果。妈妈可以规定宝宝一天喝多少水，并定时喂宝宝或提醒宝宝自己喝水。让宝宝多吃水分足的水果，如梨、苹果、西瓜，都是不错的选择。

④ 少吃零食，不偏食、不挑食。零食含有多种不利于孩子生长的食品添加剂。

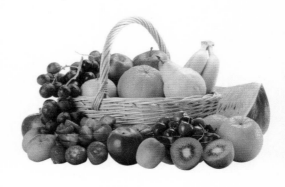

8

星期一

农历
腊月廿七

春季宝宝饮食要注意"多多少少"。

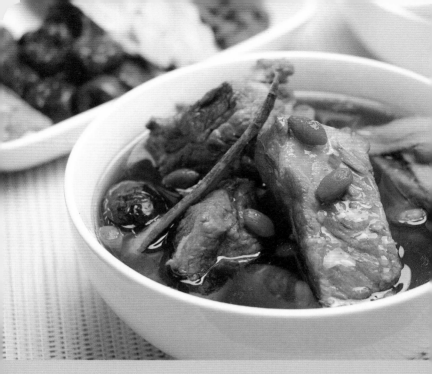

何谓调肝进补

从立春节气到清明节气前后是草木生长萌芽期，人体血液正处于旺盛时期，激素水平也处于相对高峰期，此时易发常见的非感染性疾病，如高血压、月经失调、痔疮及过敏性疾病等，理应疏肝防旧疾，养肝宜制怒。

枸杞黑豆排骨汤

材料　枸杞20克，黑豆30克，猪骨300克，姜片、葱段、精盐、黄酒各适量。

做法　将枸杞、黑豆和猪骨先用大火烧沸，加调料再改小火煨炖至黑豆烂熟，待汤汁黏稠即成。

9

星期二

农历
腊月廿八

中医认为应从调肝补肾入手来预防和治疗眼病。因为，
"肝开窍于目"，只有肝的精气充足，眼睛才能黑白清
晰，炯炯有神。

冬瓜红豆汤

冬瓜 200 克，红豆 25 克，将红豆加水煮至熟时放入冬瓜同煮，直至冬瓜熟透，再调入少量盐或糖。此汤有健脾利湿的作用。单纯性肥胖者将其当晚餐常食用，有减肥之效。

麦冬饮

麦冬 5 克，陈皮 2 克，红枣 2 颗，放入砂锅中加清水煮沸后关火，再闷 10 分钟，放凉即可饮用。有健脾补肺阴的作用。适用于干性皮肤者。

10

星期三

农历
腊月廿九

麦冬味甘、微苦，性微寒。有养阴润肺、益胃生津、清
心除烦的功效。

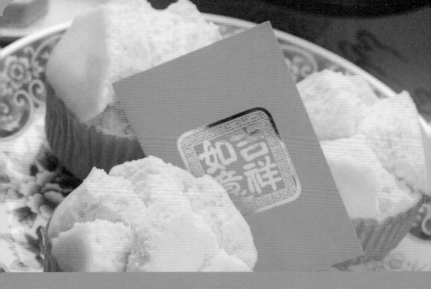

四个锦囊 助您安康度春节

每年春节过后，各大医院都会迎来看病高峰，无非是吃、喝、玩、乐过度所致。在此给您四个锦囊，助您过个健康年。

① 不吃多，七分饱为宜。春节期间容易暴饮暴食，饮食无度，越是这种时候越应该控制饮食，少吃高热高脂食物，每餐七分饱为宜。每天只喝一小杯酒，防止中风和酒精中毒。

② 适度玩，不熬夜。打麻将、打游戏是春节期间最普通的娱乐项目，但由于这些活动需要精神高度集中，一定要适度，不要熬夜。

③ 乐不过，心态平和。很多老人在孩子们休假结束后容易伤心，引发血压不稳定。

④ 习不变，贵在坚持。不少人在春节期间会改变作息习惯、饮食习惯、锻炼习惯等，甚至服药都不规律，这些都不利于身心健康。

11

星期四

农历
腊月三十

除夕

春节期间，吃喝玩乐宜适度。

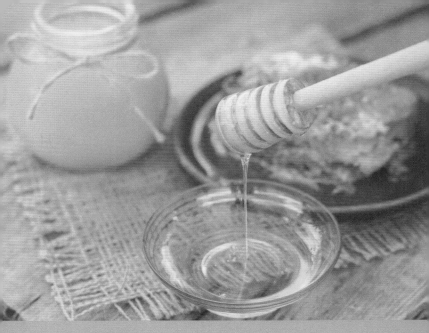

节后清肠

　　每逢佳节，很多人就开始胡吃海喝，但欢庆过后，随之而来的却是胃肠不适，比如出现腹胀、腹泻、便秘等消化不良的症状。节后要清肠，食疗来帮忙。

　　蜂蜜拌萝卜

　　材料　白萝卜 300 克，蜂蜜 30 克。

　　做法　白萝卜切丝，加入蜂蜜拌匀后放置半小时即可食用，渗出的汁液也可饮用。每次食用 100 克左右，每日 2～3 次。

　　【功效】能润肠通便、消积化食，还能化痰止咳。

　　【禁忌人群】气虚体质、糖尿病患者及大便腹泻者。

12

星期五

农历
正月初一

春节

"烹羊宰牛且为乐，会须一饮三百杯。"

——《将进酒》

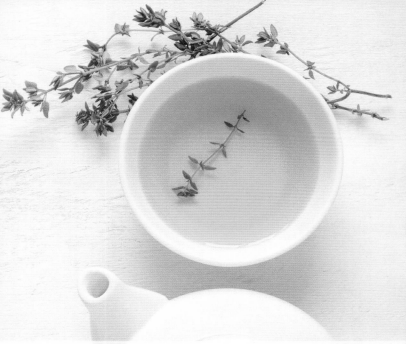

春季赏花 防敏为先

　　春暖花开，桃红柳绿，正是人们踏青赏花的好时节，但对于某些高敏人群来讲犹如一场"浩劫"。他们赏花后，面部和颈部会出现红斑、丘疹、脱屑等，伴有灼热瘙痒不适。春季防敏需要做到以下几点：

　　① 尽量选择雨后的天气外出赏花，因为雨后空气中花粉含量会大幅降低。如果是连晴数日，空气中的花粉含量会明显增加，外出赏花过敏概率很高。

　　② 佩戴帽子、口罩和墨镜，尽量穿着长袖衣服，避免与花粉亲密接触。

　　③ 提前服用脱敏茶，防患于未然。

13

星期六

农历
正月初二

祛风脱敏茶：防风 12 克，荆芥 12 克，蝉蜕 6 克，牛蒡子 10 克，薄荷 12 克，羌活 10 克，青蒿 12 克，煎汁约 400 毫升代茶饮，连续服用 14 天，可以起到防敏、脱敏的效果。

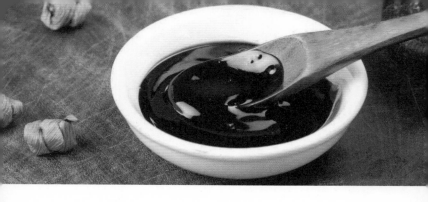

哪些人可以服用膏方？

慢性疾病患者 从目前临床应用膏方的情况来看，不但内科患者可服用膏方，妇科、儿科、五官科的患者都可服用膏方，气血阴阳、津液虚弱的患者也都可通过服用膏方除病强身。

亚健康者 现代社会中，青年工作、生活压力和劳动强度很大，生活饮食不规律，造成人体的各项正常生理功能大幅度变化，抗病能力下降，服用膏方可以对身体进行全面调理。

老年人 人体的各种功能都将随着年龄增长趋向衰退，老年人冬令进补，则能增强体质，延缓衰老。

女性 女性脾胃主全身元气，脾胃虚弱，元气不足，就容易造成女性的衰老。通过进补调理，若脾胃能吸收饮食中的营养，就能充分滋养全身脏器及皮肤腠理，起到养血养颜之功效。

小儿 小儿根据生长需要可以适当进补，尤其是反复呼吸道感染、久咳不愈、厌食、贫血等体虚的患儿。

疾病康复期患者 病后、手术后、出血后处于康复阶段者（包括肿瘤手术、放疗化疗后）可辨证施治。

14

星期日

农历
正月初三

膏方，亦称膏剂，是中医丸、散、膏、丹、酒、露、汤、锭八种剂型之一。

辟谷养生
应量力而行

辟谷是指不食五谷杂粮，只通过喝水来清除体内垃圾，排除体内毒素，以达到养生的目的。

小贴士

① 辟谷并非人人适用，应在医生或专业指导师的指导下进行，不可盲目开始。

② 辟谷应循序渐进，由浅入深，逐渐提高。确定辟谷的时间长短要量力而行，让自己有个适应的过程。

③ 辟谷结束后应合理膳食，不宜立即暴饮暴食，否则容易导致急性肠胃炎。

④ 辟谷不是绝食，除了不食五谷杂粮，日常还是要补充水果、蔬菜等，以维持人体在辟谷过程中的营养所需。

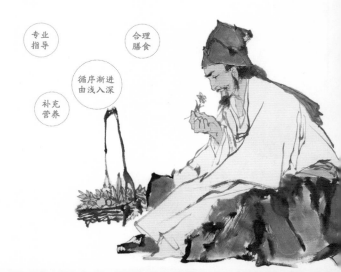

专业指导

合理膳食

循序渐进由浅入深

补充营养

15

星期一

农历
正月初四

　　"辟谷"源自道家，是古人常用的一种养生方式，最早
记载于《庄子·逍遥游》："藐姑射之山，有神人居焉。
肌肤若冰雪，绰约若处子，不食五谷，吸风饮露。"

三经气血调 养颜又健康

　　三阴交穴位于足内踝尖上3寸，胫骨内侧面后缘取穴。脾统血，肝藏血行气，肾藏精，经常按摩三阴交穴，可调补肝、脾、肾三经的气血。三经气血调和，则先天之精旺盛，后天气血充足，可以达到调补精血、健康长寿的目的。

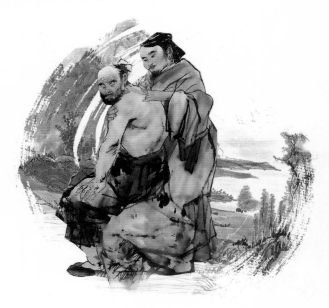

三阴交穴

在小腿内侧，足内踝尖上3寸，胫骨内侧缘后方。

 11: 00—13: 00　 17: 00—19: 00　 21: 00—23: 00

16

星期二

农历
正月初五

三阴交穴，出自《针灸甲乙经》，别名又叫"承命""下
之三里""太阴"等。

从前，在东北山村有一对兄弟，冬天带上弓箭、皮衣和干粮，上山去打猎。上山的第二天，狂风大作、雪花纷飞，大雪下了3天3夜，山路全被大雪覆盖，迷了路的兄弟俩无法出山。他们找了棵空心大树藏身，为了节约粮食，又挖些草根充饥。偶然发现有一种大拇指粗的草根，形状像人的胳膊和腿，放到嘴里一尝，甜津津的，吃了这东西，他们感到浑身更有劲了，有时吃多了还会流鼻血。因此，他们每天就只吃一点儿。

直到第二年开春，兄弟俩满载着猎物下山回家。村里的人以为他俩早死了，见他们毫发无损、气色红润，都好奇地问他们："吃了什么好东西，长得这么结实？"兄弟俩拿出草根给大家瞧，大伙儿都说这东西长得像人的身体，这形如"人身"的根被后人称为人参。

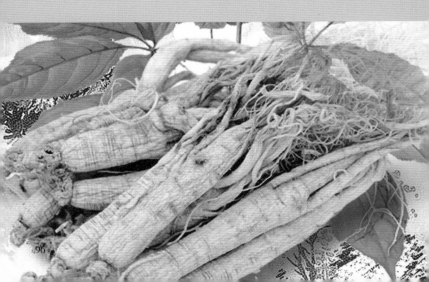

17

星期三

农历
正月初六

"万物皆生于春、长于夏、收于秋、藏于冬，人亦应之。"
——《黄帝内经·素问》

雨水

雨水养生应健脾

《黄帝内经》曰："湿气通于脾"。降水过多容易导致湿气过盛，造成湿困脾胃，表现为食欲不振、消化不良、腹泻等症状。

"春捂"要恰到好处

"春捂"原则是注意"下厚上薄"，捂的重点在于背、腹、足底。背部保暖可预防寒气损伤"阳脉之海"——督脉，避免感冒；腹部保暖有助于预防消化不良和寒湿腹泻。

健脾祛湿——莲子芡实薏苡仁粥

莲子50克，芡实15克，薏苡仁30克，将所有食材洗净泡水备用，莲子浸泡去心，入砂锅加水煮，大火煮沸转小火炖约1小时。大便秘结、小便短赤者禁用。

养阳

睡前摩腹养护阳气。方法：仰卧位，以肚脐为中心，用手掌在腹部按顺时针方向旋转按摩约200次。提肛也可固精益肾，提振阳气。

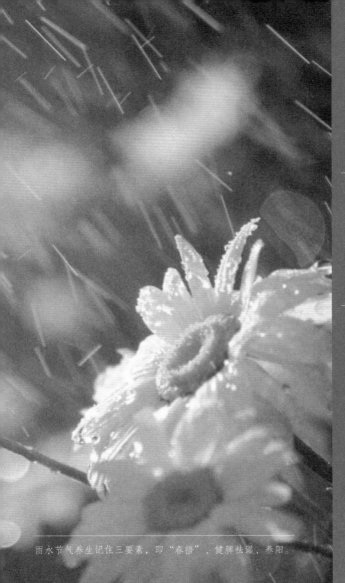

2021 年

2 月

18

星期四

农历
正月初七

雨水节气养生记住三要素，即"春捂"、健脾祛湿、养阳。

春季养肝好时节

春季是一个养肝护眼的季节,那在春季如何养肝护眼呢?

多进行户外运动

闲暇时间到郊外踏青视绿,登高望远,是消除眼疲劳的最好方法。特别是孩子们外出放风筝,可以将视线延伸转移至高远处,自然调节眼肌,帮助放松。

保证晚上 11:00 前睡觉

中医认为,晚上 11:00,血开始循肝胆经,这时候入睡,让"静卧血归肝",就可以让血液回流肝脏解毒,"肝阴足可濡养双目",自然眼睛就同时得到滋养。

不少人喜欢躺在床上看会儿书或手机再睡,其实这对眼睛非常不利。睡前 10 分钟最好别再用眼,这样才能让眼得到充分放松。可以躺在床上闭目休息,做做眼保健操,用湿热的毛巾热敷双眼来缓解眼睛疲劳。

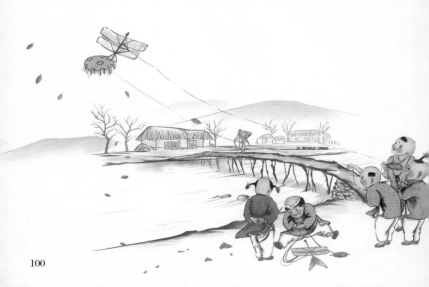

19

星期五

农历
正月初八

春季减少疲劳，身心舒展，保护眼睛，进食绿色的食物，
都可以让肝脏和眼睛互为滋养，相得益彰。

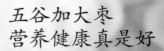

五谷加大枣
营养健康真是好

我国历代养生学家都提倡"五谷为充"的饮食理念。玉米、谷子、水稻、小麦、大豆等谷物能提供人体所需的70%左右的能量、40% ~ 50%的蛋白质,同时也是钙、磷、铁等矿物质以及维生素B族的重要来源。而大枣还含有三萜皂苷类、生物碱类、黄酮类、有机酸类等多种有效成分,具有延缓衰老、抗氧化、提高免疫功能、保护肝脏、增强体力、抗过敏、抗肿瘤等作用。

小贴士

① 用大枣熬粥时将大枣剖成几块,有利于熬出其中的有效成分,增加食疗效果。

② 大枣性温,食用过多会助湿、生痰、蕴热,有湿热痰热者不宜食用。

20

星期六

农历
正月初九

大枣能补太阴之精，化阳明之气，有生津润肺除燥、养
血滋肝熄风、疗脾胃衰弱的功效。

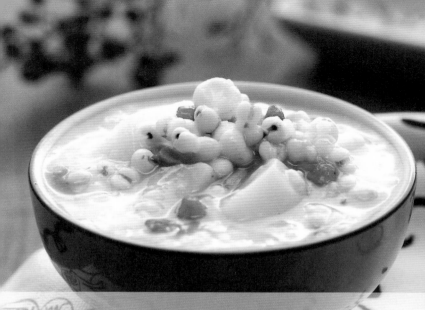

清肠保健康

肠道疾病主要是因为饮食失节所致，不仅肠道生病，还易引发痔疮等其他疾病。反观当今生活中膏粱厚味，多数人贪口腹之欲，以酒为浆，以妄为常，醉以入房，务快其心，但知今日甜美，却不知肠道叫苦，所以清理肠道中的残渣毒素已迫在眉睫。

其实最简单的清肠法便是在我们的日常饮食中适当补充膳食纤维。比如，适量补充谷类食物（小麦、玉米、燕麦等）、豆类（蚕豆、红豆、绿豆、豌豆等）、蔬菜（笋、芹菜等）和水果（柚子、梨子、火龙果、苹果等），这些食物具有一定的降糖降脂功效。对于平素大便干结的朋友，则可以在补充膳食纤维的基础上适量口服一些缓泻剂（乳果糖等）或者通便中药（麻仁丸等），也可以借助大肠水疗。

21

星期日

农历
正月初十

早在东晋时，伟大的道教学者、著名炼丹家、医药学家葛洪曾曰："若要长生，肠中常清。"说明古人很早就意识到清肠能使人健康。

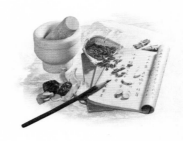

节后胃肠综合征
食疗小验方

节后胃肠综合征是指节日期间暴饮暴食，过足了嘴瘾，把胃肠"吃滞了""堵住了"，节后不饿了、没味了，规律的"便便"不听话了。一时间，面泛油光，鼻头长痘。在这里向大家介绍几个清肠排毒食疗小验方。

空腹喝蜂蜜

蜂蜜味甘、性平，有促进胃肠蠕动、缩短排便时间的作用，自古就是排毒养颜的佳品。同时，蜂蜜能增强人体免疫功能。

多吃黑木耳

黑木耳也是非常好的清肠排毒的食品，经过风干的黑木耳遇水膨胀，能给胃肠带来更多的水分，黑木耳含有的植物胶质有较强的吸附力，可清除残留在胃肠道中的杂质。

多吃番薯

番薯又名红薯、地瓜，味甘，性平，具有健脾通便的功效。番薯含有丰富的纤维素，有助于胃肠道内废气、废物的排出，不仅清肠养颜，而且对预防大肠癌有重要作用。

2021 年

2 月

22

星期一

农历
正月十一

暴饮暴食，中伤脾胃，食滞胃肠，当须清肠。

清肠能手　苹果

　　胃肠主管食物的受纳、传化，并排泄食物的糟粕，应该保持通畅。因此，经常给胃肠减负显得非常重要。

　　清肠的方法非常多，这里主要介绍下最常见也是最经济实惠的一位清肠能手——苹果。苹果中的果胶能促进胆固醇代谢、促进脂肪代谢。苹果中的纤维素含量比一般水果高，可协助排便。同时，苹果对腹泻也有收敛作用。对于平素脾胃虚寒的人群，可以蒸熟了吃；冠心病、心肌梗死、肾病、糖尿病患者慎吃。如果是胃肠道问题比较严重的，需要及早到医院诊治。

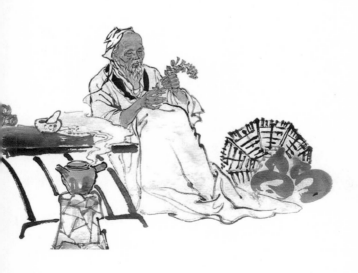

23

星期二

农历
正月十二

"六腑者，传化物而不藏，故实而不能满也。"
——《黄帝内经·素问·五藏别论》

"六腑传化不藏，实而不能满，故以通为补焉。"
——《类证治裁·内景综要》

春季防惊厥

小儿发热易出现惊厥，主要表现为四肢抽搐、昏迷、两眼上翻或凝视、牙关紧闭、口吐白沫等症状。

家中应常备体温表和退热药，小儿体温超过 38.5℃且精神不佳就应立即用退热药（有热性惊厥史的患儿更应及早退热）。对已经发作惊厥的患儿可采取如下措施。

① 家长保持镇定，将孩子头偏向一边，以免呕吐物反流引起窒息。

② 布包压舌板放于上下磨牙之间，以防咬舌，忌强行牵拉，以免造成患儿骨折。

③ 用适当力度掐按人中穴以止痉，具体部位是上嘴唇沟的上 1/3 与下 2/3 的交界处。

④ 及时就诊，注意向医生描述抽搐持续时间、表现及意识是否清醒等。

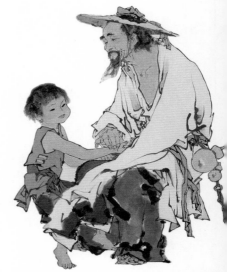

24

星期三

农历
正月十三

春应肝，属木，主生发，具有阳气上升的特点，且小儿
为纯阳之体，心肝有余，故小儿热病易内陷心肝，出现
高热昏迷、抽搐。

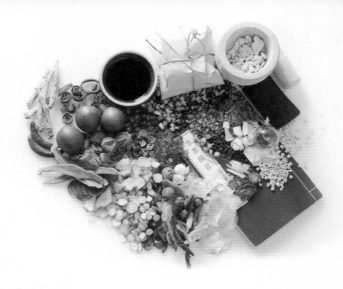

早咸晚甜
护肾又养胃

从中医学理论而言，早上吃点咸的，可以激发肾气，保证一天的精神；而晚上喝一杯蜂蜜水能双向调节胃液分泌，既可增加胃酸分泌，帮助消化，又可抑制胃液分泌，中和胃酸，保护胃黏膜。

小贴士

① 蜂蜜宜用温开水冲服，或兑入温牛奶、豆浆中食用。糖尿病患者和对花粉过敏者应慎喝蜂蜜。

② 喝盐水一定要注意浓度，急性肾炎、肝硬化腹水、水肿患者勿以此法养生，以免加重肾脏和心脏负担。

③ 人体每日进食盐量在 6 克左右为宜，由于人们每天在饮食中所摄取的盐分已可满足日常所需，所以清晨喝淡盐水不必日日为之。

25
星期四

农历
正月十四

早起喝一杯淡盐水，晚上睡觉前再喝一杯蜂蜜水，是不
少人的每日必需，因此我国自古就有"朝朝盐水，暮暮
蜜糖"的养生说法。

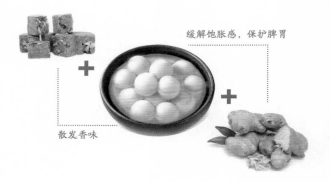

缓解饱胀感，保护脾胃

散发香味

元宵佳节话汤圆

正月十五闹元宵，一家老小坐在一起吃汤圆祈求新的一年阖家幸福、万事如意成了元宵节里必不可少的节目。然而汤圆大多含糖、含油量过高，又是由糯米制成，黏性较大，不易消化。因此在煮汤圆时加点生姜和红糖，不仅能让汤圆的香味更多地散发出来，还可缓解饱胀感，保护脾胃。吃汤圆前先喝点原汤，能使食物顺利下咽。糖尿病、脾胃虚弱患者不吃或少吃汤圆。

小贴士

① 吃汤圆时配合吃点山楂等酸味食物，有利于促进油脂的消化吸收；搭配蒜、辣椒等辛味食物可以平衡汤圆带来的滞缓效果。

② 糯米比较黏，小孩吞咽时很可能将汤圆黏在食道而阻塞呼吸，因此小孩在吃汤圆时要格外注意。

③ 如果汤圆煮熟后变红，说明已经发霉变质，不能再食用。

26

星期五

农历
正月十五

元宵节

汤圆虽好吃，切不可贪多哦！

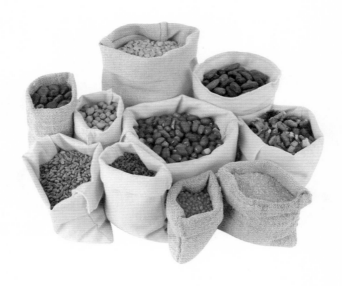

春季养生多疏肝

很多女性朋友因为情志抑郁、肝郁气滞，导致面部黄褐斑的发生。

春季在养生上要力戒暴怒，保持心情愉快，要充分利用春季大自然"发陈"之时，通过适当调摄，使春阳之气得以宣达，肝气得以疏泄，面部黄褐斑随之淡化。若能配合中药面膜外用，效果更佳。

五白玉容散

白茯苓 50 克，白术 30 克，白芷 30 克，白芨 30 克，白僵蚕 10 克，打成粉，与蜂蜜调匀敷在面部，隔日 1 次，每次 15 分钟，坚持敷用一段时间，收效不错。若外敷后面部出现红斑或伴有灼热瘙痒不适等症，请及时停用。

27
星期六

农历
正月十六

中医的五行学说认为，肝喜条达，有疏泄的功能，木有
生发的特性，故肝属"木"。

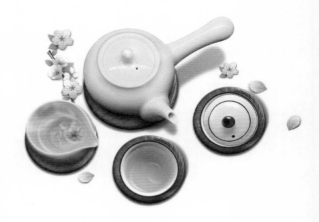

春季护肝 喝养生茶

护肝养生茶

黄芪杞子菊花茶

黄芪50克,枸杞25克,菊花25克,红枣15克,水煎后放冰糖少许,代茶饮。

黄芪益气生津,枸杞养肝明目,菊花甘凉,少许红枣乃取其甘温,稍制菊花之凉,并有矫味之功。此茶有提升免疫力、预防感冒的功效。但已有急性发炎症状或高血压者,不宜饮用。

人参麦冬茶

人参10克,麦冬10克,五味子5克,煮沸20分钟后可饮用。

人参大补元气,增强免疫力;麦冬养阴生津,润肺清心。本方即生脉饮原方剂,常喝此茶可改善体质虚弱、疲劳倦怠、气血不足的情况,适用于心力衰竭、心律不齐、虚汗虚热体质患者,脾胃虚寒者慎用。

28

星期日

农历
正月十七

中医理论认为：肝属木，"春与肝相应"，春季养生应
着重于清肝、柔肝、疏肝、护肝。

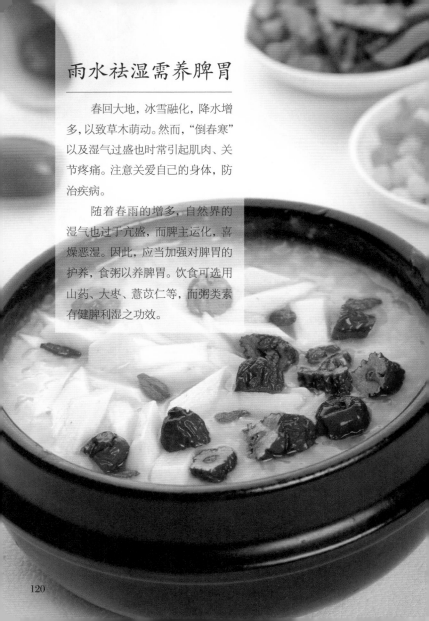

雨水祛湿需养脾胃

　　春回大地，冰雪融化，降水增多，以致草木萌动。然而，"倒春寒"以及湿气过盛也时常引起肌肉、关节疼痛。注意关爱自己的身体，防治疾病。

　　随着春雨的增多，自然界的湿气也过于亢盛，而脾主运化，喜燥恶湿。因此，应当加强对脾胃的护养，食粥以养脾胃。饮食可选用山药、大枣、薏苡仁等，而粥类素有健脾利湿之功效。

1

星期一

农历
正月十八

"春始属木，然生木者必水也，故立春后继之雨水。且
东风既解冻，则散而为雨矣。"

——《月令七十二候集解》

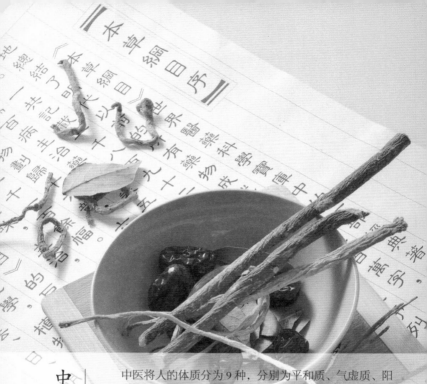

中医体质辨识与养生

中医将人的体质分为 9 种，分别为平和质、气虚质、阳虚质、阴虚质、痰湿质、湿热质、血瘀质、气郁质和特禀质。这是辨证养生的基础。

中医体质养生是以人的体质为认知对象，从体质状态及各类体质的特性，把握健康与疾病的整体要素与个体差异，制订防治原则，选择治疗、预防、养生方法，进行"因人制宜"的干预措施。大部分人的体质不是单一的，有的人甚至 9 种体质占全了，所以，我们要请专业医师进行体质辨识，针对性地制订养生方案。

2

星期二

农历
正月十九

中医体质的说法渊源于《黄帝内经·灵枢·寿夭刚柔》，
即有"人之生也，有刚有柔，有弱有强，有短有长，有
阴有阳"之论。

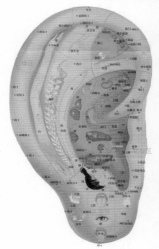

保护听力做到这五点

中医学认为耳通过经络与人体五脏产生密切联系，当体内组织器官发生病变时，在耳郭特定部位就会出现相应变化和反应。所以，平时我们就应该做好听力保养。

护耳注意事项

① **避噪声**　尽量避免或减少噪声的干扰，是保护听力的首要条件。

② **戒挖掏**　经常用耳勺、棉签掏耳朵，容易碰伤耳道，引起感染、发炎，还可能弄坏耳膜，导致听力下降。

③ **慎用药**　尽量避免使用对耳朵有害的药物，多见于氨基糖苷类抗生素如庆大霉素、链霉素等，其他药物如奎宁、水杨酸等也对耳朵有损伤。

④ **常按摩**　经常按摩耳朵，做耳部保健操，对耳聋有积极的防治作用。

⑤ **畅心情**　经常处于急躁、恼怒的状态中，可能出现听力锐减或突发性耳聋。

3

星期三

农历
正月二十

国际爱耳日

3 月 3 日是全国爱耳日,《黄帝内经·灵枢·口问》记载:
"耳者,宗脉之所聚。"

要想耳朵好
多做保健操

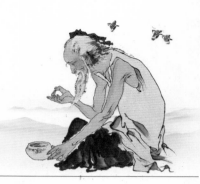

在日常生活中怎样防治耳鸣呢？

在此推荐一套耳保健操，此保健操简单、易操作，共分6节。

① **耳郭正面按摩** 双手合掌，互搓掌心 20 ～ 30 次直到掌心发热，然后双手五指合拢向上，用双手掌轻压双耳，从下向上按摩耳郭正面 15 ～ 20 下。以全耳轻度发热、发红为度。

② **耳背按摩** 双手食指及中指指腹顺耳后背曲线从下向上按摩双耳耳背，约 20 下。

③ **提拉耳尖** 双手拇指、食指夹捏耳尖端（耳尖穴）向外、向上牵引提拉，手指一松一紧，或一捏一放，使耳尖穴发热、发红，15 ～ 20 下。

④ **耳垂按摩** 双手拇指放置耳垂后面做固定，食指指腹放置耳垂前面，环转均匀按摩整个耳垂部分。按摩耳垂时稍用力将其往下牵拉，效果更佳。

⑤ **鼓膜按摩** 双手指轻轻插入耳孔，使耳道完全闭塞后快速拔出，每次 20 下。

⑥ **鸣天鼓** 双手掌心紧捂耳孔，中指和食指放在头后枕部轻轻叩击，使耳内隆隆如鼓声，每次 20 下，15 天为 1 个疗程。

4

星期四

农历
正月廿一

"耳鸣者，耳中有声。" ——《外科证治全书》

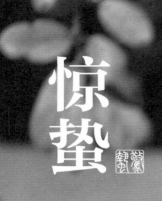

惊蛰

惊蛰养生
重在护肝健脾明目

二十四节气当中的惊蛰时节，动物开始苏醒，植物也开始生发，气温回升，万物复苏，而人体阳气上升，正是滋养身体的好时节。

传统医学认为，春属木，入味为酸，对应五脏为肝，顺应自然界生长生发之规律，春季容易肝风、肝火妄动，易引起心脑血管病及高血压病。因此惊蛰养生重在护肝、健脾、明目。

肝虚眼病，目暗茫茫不见。可用珍珠末1两，白蜜2合（1合≈150克），鲤鱼胆2枚，和匀，煎过，滤取汁，频频点眼。

肝虚目痛（冷泪不止，羞明畏日），可用夏枯草0.5两，香附子1两，共研为末。每服1钱（1钱=3.125克），茶汤调下。

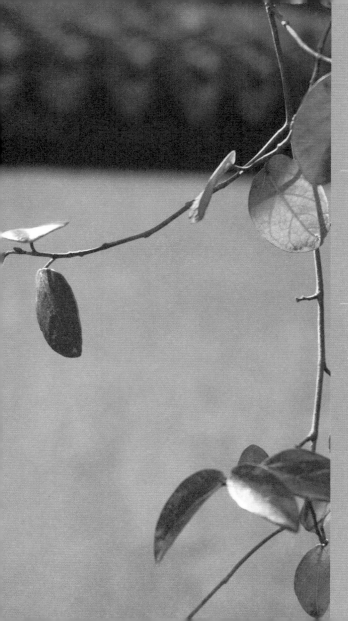

2021 年

3 月

5

星期五

农历
正月廿二

春吃韭菜 养肝又补阳

春季气候冷暖不定，此时最应保护阳气，因此可多吃一些葱、姜、蒜、韭菜等温性食品。其中韭菜可以祛阴散寒，是养阳的佳蔬良药。多食韭菜还可增强人体的脾胃之气，对肝功能也有益处。

小贴士

① 韭菜粗纤维较多，不易消化吸收，消化不良或肠胃功能较弱的人不宜多吃。

② 韭菜不可与白酒同食，长期食用对有出血性疾病的患者不利。

③ 韭菜不可与菠菜同食，两者同食有滑肠作用，易引起腹泻。

④ 韭菜与猪血同煮，补血效果好；与枸杞、河虾同炒，补肝肾、益气血。

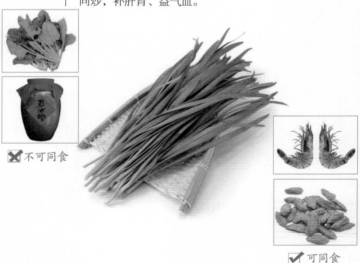

✗ 不可同食

✓ 可同食

6

星期六

农历
正月廿三

宋朝苏东坡在《送范德孺》一诗中写到："渐觉东风料
峭寒，青蒿黄韭试春盘。"说明我国自古就有春天吃韭
菜的习惯。

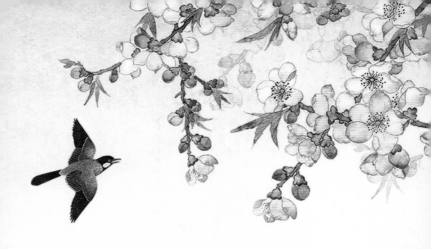

拒绝旧迷信 科学坐月子

在老一辈人的观念里，传统的中式"坐月子"禁忌颇多，比如：不能洗澡、不能吹风、不能下床、不能刷牙等。但是夏天暑气炎热，不开空调、不洗澡让很多年轻的妈妈不能接受。切忌迷信那些所谓的"习俗"，古代产妇不能见风，是因为保暖条件不足，怕孕妇着凉。而如今的生活环境不一样了，只要注意保暖、不对着风口吹即可，大可不必"捂月子"。月子期间，产妇要保持愉悦的心情，不必太过焦虑和紧张，正常生活、注意休息和保暖即可。另外，产后久不下床会增大血栓发病的概率，适量的运动，反而有利于产后恢复。

7

农历
正月廿四

因刻意遵循不科学的坐月子，不少产妇不仅没有调理好身体，有的甚至丢了性命，如何坐月子，听医生的，不迷信。

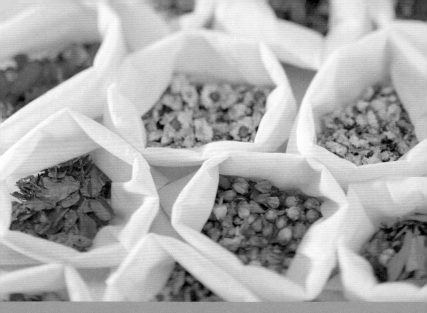

花茶保健女性福音

　　春季，喝花茶不仅能够散发冬天积蓄在人体内的寒邪，还能促进人体阳气的生发。为您推荐一款花茶。

　　将月季花、玫瑰花、桃花各 10 克放入杯中，开水冲泡 5 分钟后，放入红糖搅拌均匀，趁热服用。

　　月季花活血调经、消肿解毒、行气止痛；玫瑰花理气解郁、温养心脉、美容养颜；桃花泻下通便、利水消肿、美容养颜；红糖益气补血、健脾暖胃、活血化瘀。以上三花而成春花茶，有疏肝解郁、理气开胸、益气补血、活血调经、美容养颜等诸多功效，是广大女性朋友的健康保健饮品。需要注意的是，孕妇和月经量过多及脾胃虚寒者应慎用。

2021 年

3 月

8

星期一

农历
正月廿五

妇女节

春季冰雪消融，百花怒放，饮用花茶最当时。

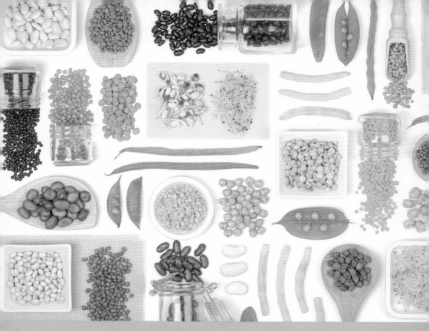

养生贵在养脾胃

　　人之既生，完全依赖脾胃水谷之养。胃气对于维持机体的生命活动至关重要。脾胃之气强盛，则一身脏腑经络、四肢百骸皆得以充养，生命活动也旺盛。脾胃之气一旦亏损不足，导致全身的营养障碍，必将使生命活动日趋衰弱。可见后天生命活动的强弱以及人之寿夭悉以脾胃强弱为条件，故而强调养生贵在养脾胃。

　　顾护脾胃的主要方法是饮食有节与洁。节，就是节度与节制，饮食要有规律，包括饮食物质的适宜，量的适度，冷热适中，五味（酸、苦、甘、辛、咸）调和；洁，就是适时卫生。在食物种类的选择上，要多用清甘素食，少用肥腻厚味，谷、果、畜、菜适当搭配。

农历
正月廿六

明代医学家张景岳提出："（脾）胃气为养生之主。胃强则强，胃弱则弱，有胃则生，无胃则死，是以养生家必当以脾胃为先。"

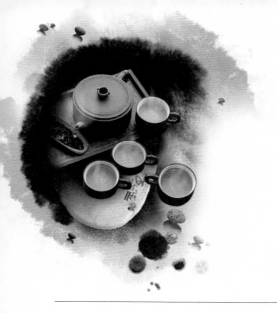

春季保健护肝茶

肝与春气相通，人体新陈代谢旺盛。肝性主升主动，喜条达，恶抑郁，若肝气郁结，久则易化火生热，因此，春季养生重在养肝。通过各种茶饮的调节也可以实现清肝、柔肝、疏肝、护肝的功效；其次应为度夏做准备，宜健运脾胃。

枸杞茶

枸杞味甘，性平，主入肝、肾二经，长于滋肝肾之阴、益精养血、明目壮骨。肝开窍于目，腰膝为肾之外府，故肝肾不足之人，易视物昏花、腰酸腿软；若肝血不足，肝阳上亢，则易头昏脑涨。因此，春季多饮枸杞茶可滋肾、养肝、明目、强壮筋骨、改善疲劳。对于长期在电脑前工作的上班族来说，尤其合适。枸杞茶中枸杞的用量为 15 ～ 20 克，过量食用枸杞会使人上火、流鼻血，甚至造成眼睛红胀不舒服、发烧感冒等，腹泻者不宜服用。

10

星期三

农历
正月廿七

"春三月，此谓发陈。天地俱生，万物以荣。夜卧早起，
广步于庭。"——《皇帝内经·素问·四气调神大论》

晚睡早起 护好肝

一年四季，寒热温凉的气候变化影响着我们身体生理功能的发挥，顺应四季，调整自己的生活起居。

春季养肝大法

春季宜晚睡早起，选择一些户外活动，如散步、打太极拳等，以顺应大自然阳气的生发。饮食应忌酒，宜食用清淡平和、富有营养的甘、温之品，如豆芽、葱、香菜、蒜、白菜、大枣等。避免油腻、辛辣食物。

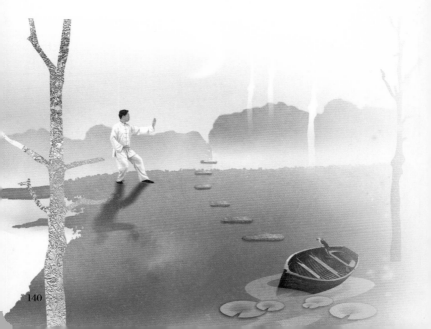

11

星期四

农历
正月廿八

"春三月……夜卧早起，广步余庭，被发缓行。"
——《黄帝内经·素问·四气调神大论》

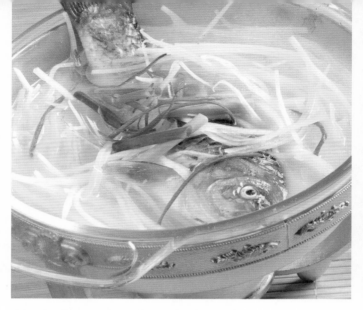

肾病多水肿 药膳来帮忙

合理的药膳食疗能调补肾脏，助肾调节水液代谢，防治水肿病。

肾病水肿药膳方

黄芪鲫鱼赤小豆汤

生黄芪100克，鲫鱼250克，赤小豆150克，洗净后加水煮汤食用。黄芪味甘，性微温，为补药之长，有益气固表敛汗、脱毒生肌消肿的功效，能增强人体免疫功能、抗氧化、调节血压和血糖；赤小豆味甘、酸，性平，有健脾利水、清热除湿、消肿解毒的功效，能补血、利尿、消肿，促进心脏活化；鲫鱼味甘，性温，富含蛋白质，有补中益气、除湿利水的功效。常喝黄芪鲫鱼赤小豆汤不失为一种较好的消肿食疗方法，但皮肤疮疡者应慎用。

2021 年

3 月

12

星期五

农历
正月廿九

植树节

《黄帝内经》有云："肾者主水。"意即肾具有主持和
调节全身水液代谢平衡的功能，肾主水功能失调则常表
现为颜面、四肢甚至全身的水肿。

【老年肝火旺者，可食甘】

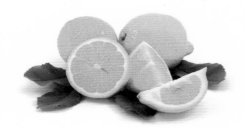

【老年肝气不足者，可食酸】

疏肝健脾
吃点"酸"与"甘"

中老年人在春季饮食方面，宜适当多吃些既能温补阳气又能帮助阳气生发的养肝食物，如春笋、芹菜、荠菜、菠菜、枸杞叶、荸荠、海带、鸡蛋、瘦猪肉、鲤鱼、山药等。

《黄帝内经》记载有："酸入肝，甘入脾"，如果老年朋友本身就肝火偏旺，性子急、容易生气，多食酸则可使本来就偏盛的肝气变得亢盛而损伤脾胃的功能。因此，肝火旺的人群应少食酸性食物，多食甘性食物，如马铃薯、红薯、香菇、山药、鸡肉、兔肉、牛肉、鳜鱼、粳米等。对于老年肝气不足者，可适当食用一些酸性食物，如山楂、柠檬等以促进肝气的生发。

13

星期六

农历
二月初一

春季养阳重在养肝。因肝属木，四季主春，主生发，在
春季萌发、生长。

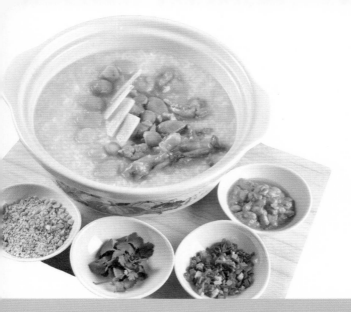

痛经不用怕

临近行经期应忌食生冷，注意保暖，防止淋雨涉水，保持充足的休息和睡眠时间，调节情志，注意心理调摄。

附子粥

出自《太平圣惠方》，是一副防治肾阳虚夹瘀证的经典食疗方，具有补肾温阳的功效。

材料　制附子3克，肉桂6克，葱白2根，粳米适量，红枣6枚。

做法　先将附子、肉桂同入砂锅煎1.5小时，再入葱白、粳米、红枣同煮粥。或用附子、肉桂煎汁，分为两份，每日早晚分别与适量粳米煮为粥食。适用于肾阳虚夹瘀证，即经行腹痛，量多色红有大血块，块下则痛减，头昏耳鸣，腰背或腰骶酸楚，小腹冷痛者。

14

农历
二月初二

"妇人月水来腹痛者，由劳伤血气，以致体虚，受风冷
之气，客于胞络，损冲任之脉……其经血虚，受风冷，
故月水将下之际，血气动受于风冷，风冷与血气相击，
故令痛也。"

——《诸病源候论》

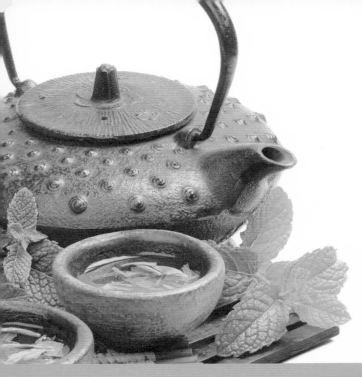

敲打肝胆经可以疏肝解郁

　　春令之养生贵在调畅情志，养生发之气，春季是生发的季节，人体阳气潜藏一冬，至春日发泄，此时顺应春季"生"的特性，保持心情舒畅，遇到不快的事要戒怒，并及时宣泄，才能免忧郁之患。调理经络亦可延年益寿，春季应于肝，故敲打肝胆经可起到疏肝解郁、舒经活络之功效。

　　方法：下肢内外裤缝分别对应肝经及胆经，内侧从下向上敲，外侧从上向下敲，顺应经络走向，每天敲打约100下。

农历
二月初三

"为无为之事，乐恬淡之能，从志快欲于虚无守，故寿
命无穷，与天地终。"
　　　　　　　　　　　　　　　——《黄帝内经》

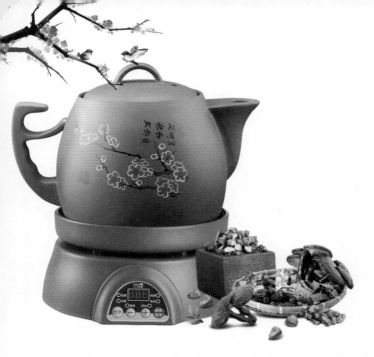

清热解毒
扶正止痛

亚急性甲状腺炎常因机体正气亏虚，加之病毒感染，发病随季节变化而有一定的流行性，尤其在春秋时，易感邪而发或感邪复发，颈前肿痛难耐。

亚急性甲状腺炎发病在于正气亏虚，机体抵抗力下降，又感受风热外邪，尤其在春秋季节，既要顾护正气，又要清热解毒。

玉屏解毒饮

黄芪 30 克，防风 10 克，板蓝根 30 克，金银花 10 克，加水适量，药物浸泡 30 分钟，放入砂锅，大火煎煮 20 分钟，取汁代茶饮。

16

星期二

农历
二月初四

"冬伤于寒，春必病温。"外邪侵犯人体，正气被束，
不能托邪外出，使邪气内伏，逾时而发。

——《黄帝内经·素问》

气虚质
气短乏力型 宜益气健脾

体质特征 气虚体质者元气不足，肌肉一般不健壮，精神不振、气短懒言、不耐劳动、容易疲乏；经常出虚汗，肌肉松软不实，易患感冒、内脏下垂等病，病后康复缓慢；不耐受风邪、寒邪、暑邪；性格内向、情绪不够稳定、比较胆小，做事不爱冒险。

气虚体质者养生重在固守元气。肺为气之主，脾为气之源，肾为气之根。平素要慎起居、避风寒，以防风寒之邪伤肺卫之气；忌食生冷、油腻食物及忧思过度而伤脾胃之气；避免过劳，长期熬夜，房事不节而伤肾精之气。

推荐食材

山药、莲子、白扁豆、薏苡仁、芡实、糯米、黄豆、猪肉、猪肚、鸡肉、兔肉、黄鳝、鲫鱼、泥鳅、香菇、大枣、桂圆、蜂蜜、黄芪、乌鸡等。

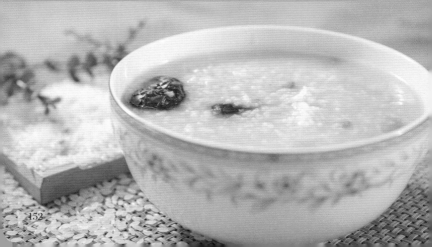

17

星期三

农历
二月初五

养生策略 劳逸结合，避免过劳、忧思过度。

运动养生 宜柔缓运动，如散步、打太极拳、太极剑、保健功等传统健身功法，不宜做强体力、大出汗的剧烈运动。

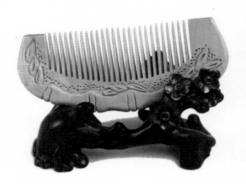

春天梳头
血脉畅通

　　梳头有祛风通络、畅通血脉、黑发及防脱发之作用。趁着大自然和体内阳气开始生发之时，多梳头以刺激头部诸多经穴，改善头部血液循环，对脱发、斑秃、头发早白有治疗作用，可以起到滋养和牢固头发的作用。不管长发短发，梳头都至关重要，长期不梳头，头皮血流不畅达，毛囊就缺乏良性刺激，导致毛囊萎缩，继而发生脱发。梳头时一定要全头梳，不论头中间还是两侧，都应从额头的发际一直梳到颈后的发根处，用力要适中，梳头经过的上星（头部前发际线正中直上1寸处）、百会（头顶正中央）、风池（颈后枕骨下，大筋外侧凹陷处，左右各1个）等穴位，起到调节免疫力、防病治病的作用。

　　在日常生活中的梳头误区：只梳头发，不梳头皮；梳头速度快；头发没干就梳；用力过猛，一梳到底。除此之外，梳子的选择同样重要，一般以木梳为主，牛角梳也是不错的选择，切忌选用塑料梳子。

18

星期四

农历
二月初六

"春三月，每朝梳头一二百下。"　　——《养生论》

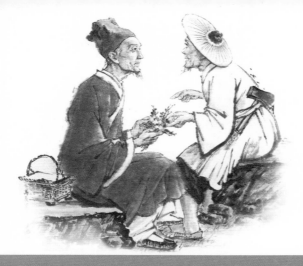

龙眼冰糖茶
助您有个良好的睡眠

　　良好的睡眠，是现代生活对人们提出的新要求。天地阴阳的变化，使得一天中有昼夜节律的变化，人体的活动应随着自然界阴阳的变化而规律地进行。具体到睡眠上则指睡眠要符合自然规律。白天人体的阳气随自然界阳气生长而增加，人苏醒活动；入夜自然界阴气渐旺，人体的阳气则潜藏，人睡眠休息。那么，在食疗方面如何顺应这种自然规律，帮助人们调节睡眠呢？在此为您推荐一款食疗茶。

龙眼冰糖茶

　　龙眼肉25克，冰糖10克。将龙眼肉洗净，同冰糖放入茶杯中，冲入沸水，加盖闷一会儿，即可饮用，最后吃龙眼肉。此茶有补益心脾、安神益智之功用。对于忧思过度、精神不振、失眠多梦、心烦健忘具有很好的效果。

19

星期五

农历
二月初七

中医认为人与自然界是统一的整体，《黄帝内经·灵枢·岁露论》云："人与天地相参也，与日月相应也。"

春分

春分

春分养生
以"和"为贵

《黄帝内经》里有"阴平阳秘，精神乃治"，意思是阴精宁静不耗，阳气固密不散，阴阳双方保持动态平衡状态，才能使人精神旺盛、生命活动正常。

精神方面 春分是大自然赋予人们阴阳平和的状态，因此应顺应节气保持良好的心态，不急不躁，不卑不亢，保证充足的睡眠、愉悦地工作。

饮食方面 春分后人体血运处于旺盛时期，饮食调养应根据自身的实际情况选择能够保持机体功能协调平衡的膳食，忌偏热、偏寒、偏升、偏降的饮食误区。

起居方面 坚持适当锻炼、充足睡眠、适量用餐、有目的地进行调养，方可达到养生的最佳效果。

20

星期六

农历
二月初八

《春秋繁露·阴阳出入上下篇》说："春分者，阴阳相
半也，故昼夜均而寒暑平。"即这一天是阴阳平衡、冷
热均衡、日夜平分的时节。

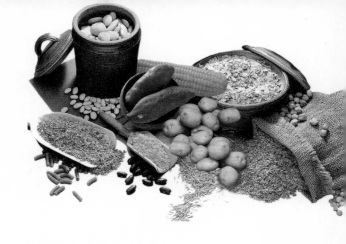

良好的睡眠
保持活力的关键

现代医学认为睡眠是对身体的一种保护性抑制，可以维护生命的正常节律，提高机体的免疫功能。充沛的睡眠是一个恢复体力、积累能量的过程。长期睡眠不足，生命就会逐渐衰竭。

小贴士

牛奶

牛奶中含有两种催眠物质，而且还含有人体需要的几乎所有的营养成分，又容易消化吸收，睡前饮用有助提高睡眠品质。

甘麦安眠茶

材料　淮小麦1两，百合3钱，去核红枣3钱，洋甘菊1汤匙。

做法　先将淮小麦磨碎，再将全部材料分为2份，每晚取1份加200毫升沸水，闷约5分钟，睡前1小时饮用，另1份第二天晚上再冲泡饮用，可舒缓紧张情绪、消除压力，有助入眠。

21

星期日

农历
二月初九

世界睡眠日

清朝文学家李渔在《闲情偶寄》中记载："养生之诀，
当以善睡居先。睡能还精，睡能养气，睡能健脾益胃，
睡能坚骨壮筋。"

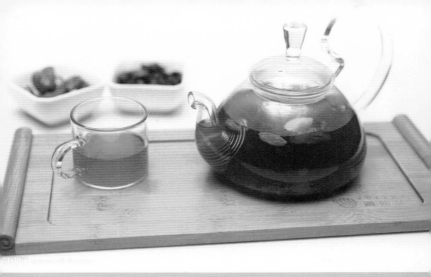

预防感冒有妙招

当身体虚弱、正气不足时，抵抗风邪的能力下降，受到风邪的侵袭，容易患感冒。春天的气候变化无常，人体皮肤肌理逐渐变得疏松，特别是阳气虚弱的老年人，对寒邪的抵抗能力有所下降，稍不注意，极易受寒，寒邪极易引发呼吸道感染。所以预防流感和普通感冒是关键。

为预防感冒，建议您在冬去春来之际泡一杯姜枣苏饮。

姜枣苏饮

红枣去核切小块，生姜切丝，与苏叶共入杯中，冲入沸水 200 ~ 300 毫升，加盖闷 5 ~ 10 分钟，趁热饮用。生姜解表散寒；苏叶能发散表寒，开宣肺气；红枣补虚益气，养健脾和胃。三者合用，为预防感冒之良品，是居家常备之药膳茶饮。

22

农历
二月初十

入春后人体阳气生发，新陈代谢增强，是流感的高发期，中医认为"邪之所凑，其气必虚"。

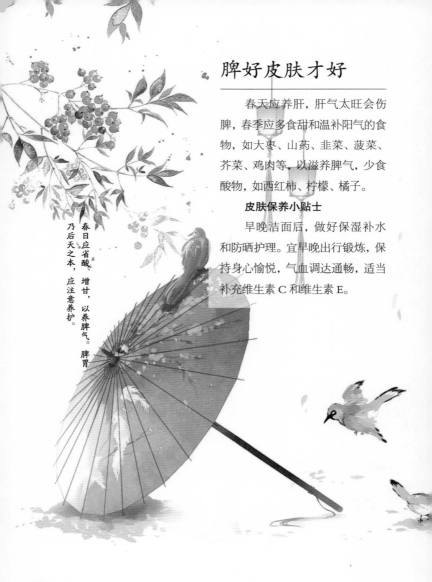

脾好皮肤才好

春天应养肝，肝气太旺会伤脾，春季应多食甜和温补阳气的食物，如大枣、山药、韭菜、菠菜、芥菜、鸡肉等，以滋养脾气，少食酸物，如西红柿、柠檬、橘子。

皮肤保养小贴士

早晚洁面后，做好保湿补水和防晒护理。宜早晚出行锻炼，保持身心愉悦，气血调达通畅，适当补充维生素 C 和维生素 E。

春日应省酸，增甘，以养脾气。脾胃乃后天之本，应注意养护。

23

星期二

农历
二月十一

唐代孙思邈曰："春日应省酸，增甘，以养脾气。"脾
胃乃后天之本，应注意养护。

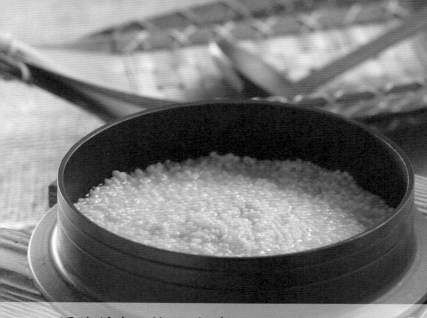

预防结核 扶正当先

　　结核病好发于免疫力低下的人群，因此防治结核、补益正气是关键。首先要加强营养，多食新鲜蔬菜水果、鱼、肉、蛋、奶等。其次作息时间要规律，避免熬夜及过度劳累，不亏耗正气。此外，还要多接触大自然，家里勤通风。

　　猪肺薏苡仁粥

　　由《本草纲目》所载"薏苡仁粥"变化而来，能补肺止咳。

　　材料　猪肺 1 副，薏苡仁 50 克，大米 100 克。

　　做法　将猪肺煮熟后切丁，与薏苡仁、大米一起熬粥即可。

　　适宜一般人群，尤适宜肺虚久咳、肺结核、肺痿咯血者食用。不宜和白花菜、饴糖同食，便秘、痔疮者不宜多食。

24

农历
二月十二

世界防治
结核病日

"邪之所凑，其气必虚。" "正气存内，邪不可干。"

——《黄帝内经》

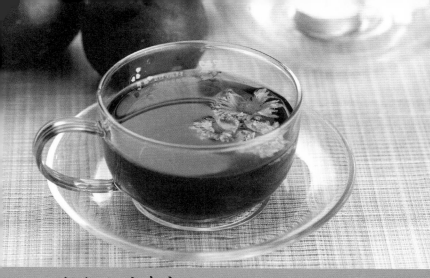

润喉止咳有良方

　　冬季雾霾天气对人体最为常见的危害，就是引起呼吸系统各种症状，如咳嗽、咽干不适、咽痛、胸闷等。因此，要多吃一点白色食物如白木耳、白萝卜、山药、莲子、荸荠、藕等，以及白色水果如雪梨、山竹、苹果等，此外还可以选择胖大海、百合、沙参、菊花、桑叶、白茅根等中药煎汤代茶饮。下面推荐两个雾霾天气的食疗方。

百合炖雪梨

　　干百合 50 克，清水浸泡半小时；雪梨 2 个，洗净去核，连皮切块；将雪梨块和百合放入砂锅，加入适量水，小火煲煮 1 小时，加入冰糖，搅拌即可食用。适用于雾霾天气日常养生。

罗汉果乌梅甘草茶

　　取罗汉果 15 克、乌梅 5 克和甘草 5 克，捣碎一起放入砂锅内，水煎代茶饮。此方适用于雾霾天气出现咽干咽痛、咳嗽少痰的人群。

25

星期四

农历
二月十三

白色润肺，白色的食物和水果能起到滋阴润肺的作用，
缓解雾霾带来的不适。

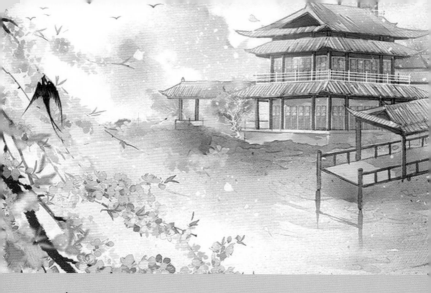

养颜方
让您肌肤如三月桃花

中医认为桃花可以疏通经络、润泽肌肤，改善皮肤血液循环，从而加速皮肤色素的排泄。现代医学认为桃花富含植物蛋白和氨基酸，对防治皮肤干燥、粗糙及皱纹有效。下面介绍两款养颜方，教您如何在春季保湿，让肌肤如三月桃花。

桃花蜂蜜面膜

将阴干的桃花粉末和蜂蜜适量调匀，涂敷脸部 15 分钟然后洗净，可使面部红润有光泽且充满生气。

桃花白芷粉

将桃花粉、白芷粉适量和水调匀，敷于面部 15 分钟然后洗净，对黄褐斑、面色晦暗等面部色素性疾病有较好效果。

26

农历
二月十四

春天，正是桃花盛开的季节，桃花不仅让人赏心悦目，
更是女人美容养颜的佳品。

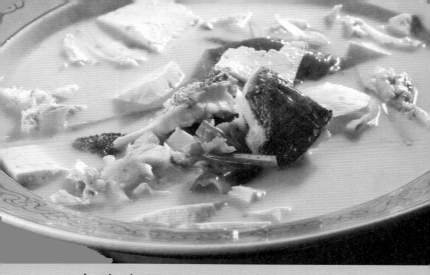

一条黄花鱼开胃又安神

明清时期，每年三四月上市的黄花鱼一直作为朝廷的贡品深受皇室喜爱。随着时代的推移，如今它也成了老百姓餐桌上一道常见的美味佳肴。

黄花鱼肉质肥厚、脆嫩、味道鲜美，易于消化吸收，特别适用于有体质虚弱、面黄肌瘦、少气乏力、目昏神倦、食欲下降等症状的人食用，对有睡眠障碍、容易失眠的人有一定的安神、促进睡眠的作用。

小贴士

①《开宝本草》中介绍的"莼菜黄鱼羹"食疗方，即用莼菜15克，黄花鱼250克，共煮煎浓汁服用，有益气开胃的功效，胃口不好的人可以多吃。

② 黄花鱼虽然有很高的食用价值，但食用过多却容易生痰助毒、发疮助热，所以痰热素盛、易发溃疡的人不宜多食。

27

星期六

农历
二月十五

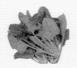

清末名士周楚良赞黄花鱼："白花不似黄花好，鳃下分
明莫误求。"

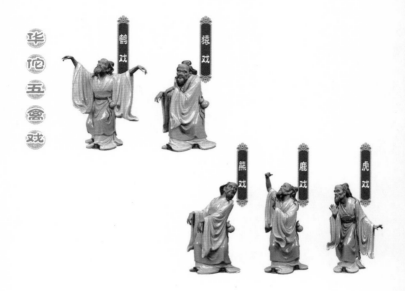

华佗五禽戏

鹤戏　猿戏　熊戏　鹿戏　虎戏

健身须重形气神

　　传统养生功法如太极拳、五禽戏、八段锦等不仅注重形体锻炼，更注重气和神的调养，达到形、气、神同调，这是传统养生功法与现代体育运动最大的区别。

　　中医认为精、气、神为生命活动的三大基本要素，称为"人身三宝"。养生保健宜精、气、神同调，练习传统养生功法，调形、调气、调神要兼顾。

　　如太极拳，须心静意导，形神兼备，呼吸均匀，动作舒展柔和，强调意念、呼吸的重要性以及精、气、神的和谐统一。现代研究证明，太极拳能使机体新陈代谢得到改善，提高消化功能，增强免疫力，调节血压、血糖、血脂，预防高血压、高血脂、动脉硬化、糖尿病以及肥胖等疾病。

28

农历
二月十六

明代医家张景岳云："善养生者，必保其精，精盈则气
盛，气盛则神全，神全则身健，身健则病少。"

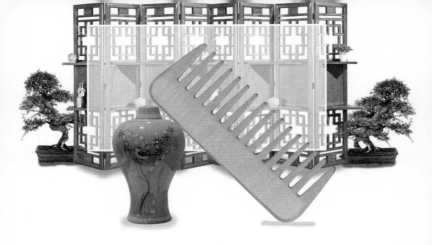

选对梳子 有益身心

《黄帝内经》曰："头者，精明之府"，头是十二经脉与奇经八脉汇聚之处，五脏六腑之精气皆上注头面。梳头有益身心健康，男女老少皆宜。

小窍门

选择合适的梳子

黄杨木梳可以增加头发的湿度，适宜于干枯型发质；牛角梳可以调节油脂分泌，油性发质较适用；桃木梳可防止头发静电，预防发梢分叉。

注意梳发方法

每天早晚用梳子顺着经络方向，从前额正中开始，以均匀力量，向头部、枕部、颈部梳划，然后再梳两侧，动作宜缓。每次梳100下左右，梳至头皮微热。都市白领在工作1～2小时之后，可通过梳头动作按摩穴位密集的后脑和侧脑，以提神醒脑。

29

农历
二月十七

古语云"发宜常梳",经常梳头发能加强头皮的血液循环,疏通脉络,提神醒脑,防治多种疾病。

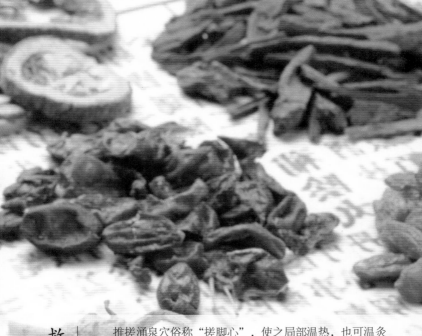

推搓涌泉穴俗称"搓脚心"，使之局部温热，也可温灸5～10分钟，以潮红、温热为度。它是我国流传已久的自我养生保健按摩疗法之一。按压涌泉穴时，局部会感觉疼痛、酸胀，以耐受为度。另外热水泡脚也是很好的养生选择。

【功用】开窍、泻热、降逆。

【主治】昏厥、中暑、癫痫、小儿惊风等急症及神志病患；头痛、头晕、咯血、咽喉肿痛；小便不利、便秘、足心热。

出血症患者在出血症状期间，妇女在月经期间及妊娠期间不宜使用此法；肺结核活动期间，急性心肌梗死病情不稳定者，严重肾衰竭、严重心力衰竭、肝坏死及危重患者不宜使用此法。

30

星期二

农历
二月十八

涌泉，属足少阴肾经，《黄帝内经·灵枢·本输》："肾出于涌泉，涌泉者，足心也。"位于足前部凹陷处第 2、3 趾趾缝纹头端与足跟连线的前 1/3 处。

春季平补最相宜

　　补气不能盲目，要选择性味平和之品。补气春季为宜，可以多吃山药。山药是药食两用的常用滋补保健品，能滋养脾胃，补而不腻，香而不燥。常人久服，强筋健骨，延年益寿；老弱体虚乏力，食之便溏；小儿消化不良，疳瘦泄泻，服之可调补脾胃，健脾止泻。

　　山药萝卜粥

　　材料　山药200克，大米100克，糯米50克，萝卜100克，香菇80克，姜片少许。

　　做法　将糯米、大米加水煮开，放入山药、萝卜、香菇，加少许盐及姜片，再煮10分钟即可。

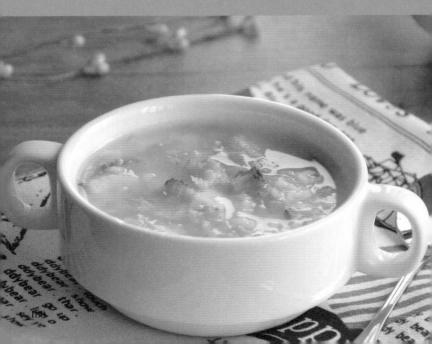

31

星期三

农历
二月十九

《黄帝内经·素问·阴阳应象大论》有云："形不足者，温之以气。"意指中气虚造成的形体虚弱、筋骨痿软须用温气药补养，则脾能健运，营养增加，使肌肉形体逐渐丰满，骨骼强健。

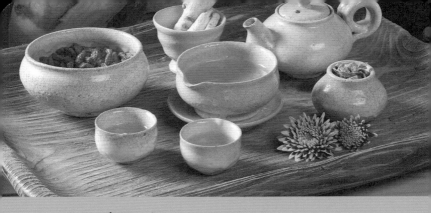

两款养生茶
常喝补肝益肾

春季是阳气升腾的季节，养肝具有事半功倍的效果。在此为您推荐两款适合春季的养生茶。

三花茶

将三七花、菊花、槐花各10克于杯中开水冲泡5分钟即饮。三七花清热平肝、降压降脂；菊花散风清热、平肝明目、清热解毒；槐花凉血止血、清肝泻火。三花茶清肝明目、降压降脂，用于高血压、头晕眼花、烦躁易怒诸症。但身体虚寒、风寒感冒者以及女性月经期间不宜饮用。

桑葚枸杞菊花茶

桑葚、枸杞、菊花各10克于杯中开水冲泡5分钟即饮。桑葚补益肝肾、滋阴养血；枸杞补肾养肝；菊花养肝、清肝明目。这款茶补肝益肾、强健身体功效显著。肝肾阴血不足而致的头晕目眩、耳鸣心悸、烦躁失眠，以及眼睛疲劳干涩者非常适合饮用。菊花和桑葚微寒，脾胃虚寒严重、易腹泻者不宜饮用此茶。

1

星期四

农历
二月二十

万物复苏，春回大地，中医认为，春天是肝旺之时，中医素有"春宜养肝"之说。

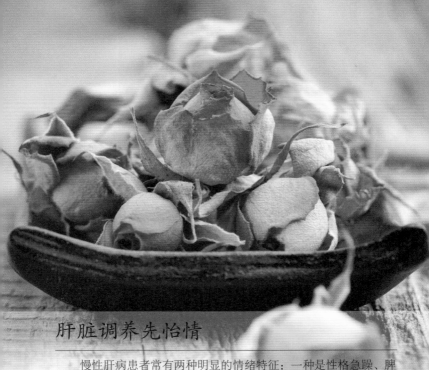

肝脏调养先怡情

　　慢性肝病患者常有两种明显的情绪特征：一种是性格急躁、脾气火爆；一种是性格抑郁不畅。情绪火爆型的人常与情志失调、睡眠长期不好导致阴虚内损等原因有关；情绪抑郁型的人多因慢性肝病的病程时间长、预后不定、思虑过多、情绪不能舒缓所致。

　　肝喜条达而恶抑郁。心情抑郁的人，可多交天性乐观的朋友，多与朋友交流，多参加集体活动。抑郁的时候可以在郊外尽情地喊叫，或者去 KTV 与朋友高歌一曲，可以使体内的"郁"发散出来，情绪自然得以舒畅。

2

星期五

农历
二月廿一

《黄帝内经·素问·上古天真论》所言"恬淡虚无"，
是指人心境应平和宁静、心情愉悦，肝火不药而愈。

枸杞菊花养生茶
春季养肝要靠它

《黄帝内经·素问·六节藏象论》云："肝者，罢极之本，魂之居也……通于春气。"春与肝相应，春分一过，阳气生发，肝火很容易过盛，春季养生，重在养肝。养肝、护肝可以喝枸杞菊花茶。

枸杞菊花茶

枸杞，归肝、肾经，具有滋补肝肾、益精明目之功效。现代药理研究表明，枸杞具有降血压、降血脂和调节血脂的作用。菊花具有散风热、平肝明目之功效。

用法 取菊花3克，枸杞10克，加入热开水，3～5分钟后便可饮用。

注意事项

① 随泡随饮，不要隔夜。

② 忌与相克食材同食。菊花与鸡肉、猪肉一起煮会中毒，也不可以和芹菜一起食用。

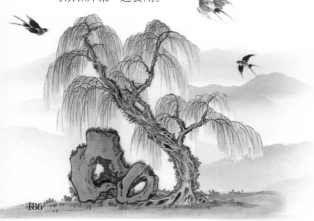

3

农历
二月廿二

《黄帝内经》说"春夏养阳",是指春天是万物复苏的
季节,人体内的阳气会随之逐渐旺盛起来。

清明

清明含上清下明之意，即天空清而大地明。古代将清明分为三候：一候桐始华，二候田鼠化，三候虹始见。意思是清明时节先是桐树开花，接着喜阴的田鼠回到地下的洞中，最后是雨后的天空可以出现彩虹。清明到，气温升，雨量多。

清明时节除了选择户外散步、登山等运动外，还可练习八段锦来调节精气神。八段锦的锻炼方法操作简便，适合各年龄阶段的人锻炼。八段锦疗法可以缓解疲劳，放松身心，提高身体免疫力。临床研究发现，八段锦还能激发身体潜能来调理免疫力低下导致的风湿性相关疾病及相关内科疾病。

习练八段锦 调节精气神

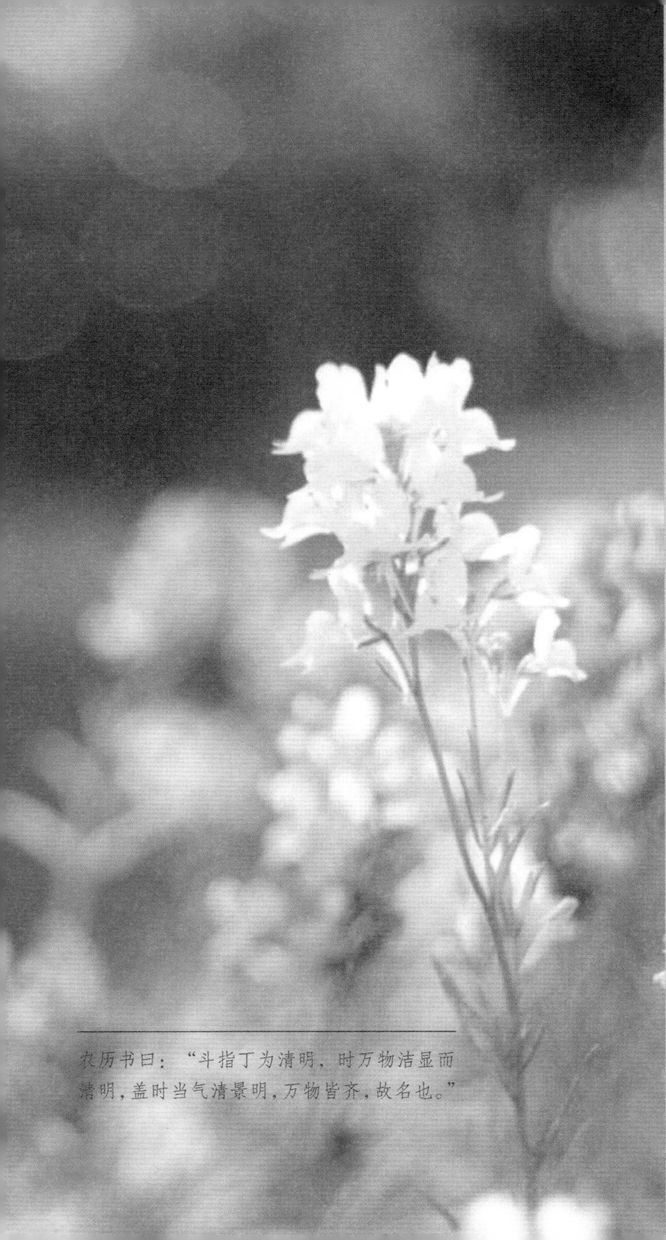

2021 年

4 月

4

星期日

农历
二月廿三

农历书曰："斗指丁为清明，时万物洁显而
清明，盖时当气清景明，万物皆齐，故名也。"

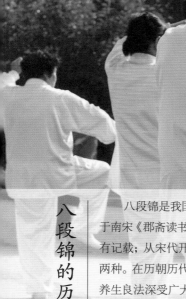

八段锦的历史

八段锦是我国传统功法之一。"八段锦"之名最早出现于南宋《郡斋读书志》，在南宋洪迈撰写的《夷坚乙志》中亦有记载；从宋代开始，八段锦分为坐式八段锦和立式八段锦两种。在历朝历代的发展中，作为一种延年祛病的传统保健养生良法深受广大民众的喜爱。立式八段锦到了明清时代有了很大的发展，并得到了广泛的传播，当时我国民间各地对此都积极推广，后八段锦传入清宫里，王公大臣、嫔妃、太监都纷纷学习，这种健身术一时成为风气。1949 年以后，党和政府对民族体育项目非常重视，"健身气功·八段锦"由国家体育总局健身气功管理中心组织编创，并纳入大专院校课程，其理论得到很大发展，内涵更加丰富，也更易被民众接受学习。

5

农历
二月廿四

在古代，"锦"是一种精美的丝织品，优美华贵，而八段锦是由八节动作组成的一种健身运动方法，故称"八段锦"。

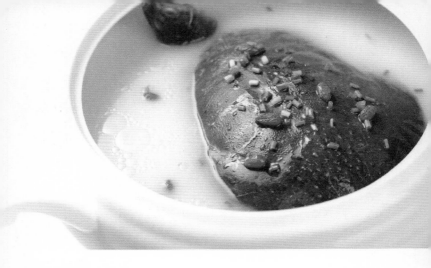

鳖肉真是好
小儿生长发育不可少

精髓亏虚，重在填精益髓，年老体弱及小儿发育迟缓者多吃一些富含蛋白质的食物能达到此功效。春夏季节可以多吃鳖肉，鳖肉历来作为滋补强壮药物，有补中益气、增强体质的作用。鳖肉含蛋白质多，而脂肪和碳水化合物较少，肉中还含有多种维生素及矿物质，是良好的滋补品。凡身体虚弱、筋骨痿软、病后体虚、小儿发育迟缓或老年精气不足者均可用之补养。本品能通过滋补肺肾之阴而制虚阳亢盛之热，阴分充足，则虚热自退。常用于肺肾阴虚、骨蒸潮热、手足心热、盗汗、咳嗽、咽干等症，肺结核患者因属阴虚发热型，也宜用之食疗。

杞地鳖肉汤

鳖1只，枸杞适量，山药30克，女贞子、熟地黄各15克，加水适量，文火炖至鳖熟透为止。用于肝肾亏虚、筋骨痿软及小儿发育迟缓等症。

6

农历
二月廿五

《黄帝内经·素问·阴阳应象大论》有云："精不足者，补之以味。"精不足，指人体的精髓亏虚，应补之以厚味，使精髓逐渐充实。

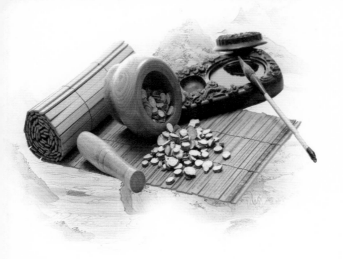

宁心安神　强健身体

　　《黄帝内经·素问·上古天真论》有云："恬淡虚无，真气从之，精神内守，病安从来……"这段话用来告诉人们要在纷繁的工作、生活中保持内心的宁静，思想上要清静，心态安闲，少欲望，心境安定，不忧思过度，不疲倦身体，人体的真气就能从容而顺调，身体抵御疾病的能力就能提高，疾病也就难以"找上门来"。在此向您推荐一款菜品，助您宁心安神。

柏子仁炖猪心

　　材料　柏子仁 15 克，猪心 200 克，精盐、料酒、酱油、葱片适量。

　　做法　猪心洗干净，切成厚片，同柏子仁放入有适量清水的锅中，加放料酒、精盐，在小火上炖至猪心软烂后，加入酱油、葱花即成。佐餐食用。

2021 年

4 月

7

农历
二月廿六

世界卫生日

中医理论认为，心主神明，为君主之官、身体五脏六腑
之大主。

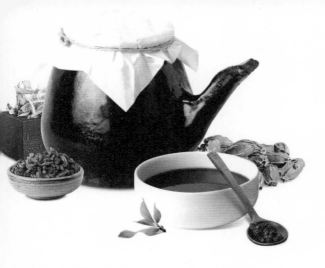

对"肥人"说"NO"
让血糖更好

70%～80%的2型糖尿病患者合并有肥胖或超重。因此，积极控制腰围、减轻体重，对糖尿病患者的血糖控制非常有利。在常规生活方式干预的基础上，配合一些健脾化湿、祛脂降浊之品，有助于血糖、血脂、血压、体重等症状的改善，减少糖尿病并发症。

肥胖的糖尿病患者可常吃这些：

荷叶

《本草纲目》记载："荷叶服之，令人瘦劣。"其含有生物碱、挥发油等成分，具有降脂、减肥的作用。

绞股蓝

味甘，入脾，具有益气健脾之功。含有皂苷、多糖、黄酮类成分，具有降血糖、调血脂、降血压作用，可以预防心脑血管疾病。

8

农历
二月廿七

《黄帝内经·素问》云："此肥美之所发也,此人必数食甘美而多肥也,肥者令人内热,甘者令人中满,故其气上溢,转为消渴。"脾胃损伤,运化失职,积热内蕴,化燥伤津,消谷耗液,进而发为消渴。

调节免疫　守护甲状腺

　　桥本甲状腺炎是一种常见的自身免疫性疾病，主要由于机体正气不足，长期隐匿积累，因自身免疫因素而导致甲状腺细胞被破坏，最终可能形成甲减。

　　保护甲状腺功能，可以常吃一些调节免疫及富硒之品。

调节免疫食物

　　黄芪，乃甘温之品，具有补气扶正之功效，含有黄芪多糖、黄芪皂苷、黄芪黄酮类成分，具有免疫调节的作用。

富硒食物

　　富硒食物包括芝麻、麦芽、芦笋、蘑菇和大蒜等。硒元素是人体必需微量元素之一，参与甲状腺自身免疫系统的调节。常吃这些食物，避免甲状腺细胞受到破坏，保护甲状腺功能。

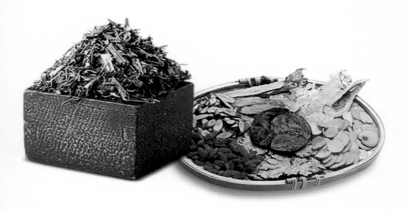

9

星期五

农历
二月廿八

《黄帝内经·素问》云："正气存内，邪不可干。"机体正气具有抗病、祛邪、调节、修复等作用，正气不足是疾病发生的内在因素。

春夏养"肾"护阳气

春夏养生，应早睡早起、散步缓行、顾护阳气，勿过食寒凉的食物，以顺应体内阳气生发。

春季适合吃的菜

素炒西蓝花

西蓝花含丰富的维生素 C、维生素 K、胡萝卜素和矿物质，有补肾填精、健脑强骨、补脾和胃的功效，能清肝、防癌、抗癌及提高人体免疫功能。

大蒜豆腐鱼头汤

鱼的蛋白质含量高达 17.3%，还含有钙、铁、维生素 D 等，营养物质非常丰富。豆腐作为药食兼备的食品，具有益气补虚的作用，钙含量也非常高。大蒜的杀菌力比较强，对春天的常发疾病如感冒、腹泻等都有一定的防治作用，还可以促进新陈代谢、增加食欲、预防动脉硬化及高血压。

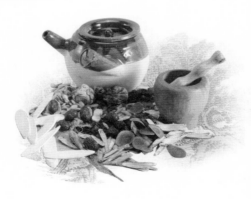

农历
二月廿九

中医认为："春夏养阳"，是指春夏之时，阳气生发，
应当顺时而养，顾护体内阳气，使之保持充沛。

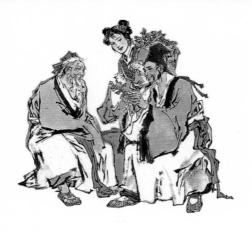

"养神"为养生第一要务

清代沈金鳌提出"养神"为养生第一要务。"养神"要注意意静形动、移情易性、顺应四时几个方面。

意静形动

人至老年,气血渐耗,神易动而难静,老年人养生要静心少思,淡泊名利,神静而形动,老年人比较适宜的运动有散步、太极拳、太极剑、气功、舞蹈等。

移情易性

老年人因生活圈子缩小,缺乏子女陪伴,易陷入焦虑或抑郁状态,可以通过种花养草、下棋弹琴、写字作画、旅游观光等文娱体育活动转移不良情绪。

顺应四时

老年人养生要顺应"春生夏长,秋收冬藏"的养生规律,春夏养阳,适当增加户外活动,秋冬养阴,静以养神,不妄作劳。

11

星期日

农历
二月三十

"太上贵养神，其次才养形。"即养生的最高境界是保
养精神，其次才是保养身体。 ——《杂病源流犀烛》

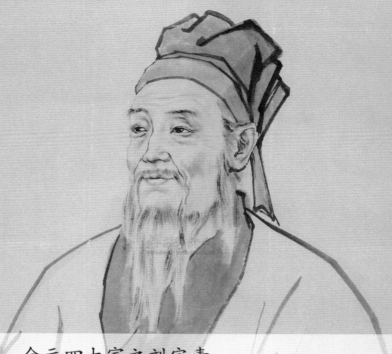

金元四大家之刘完素

　　刘完素（1120—1200），字守真，河北河间人，故亦称刘河间，别号守真子，自号，通玄处士，是宋金医学界最早敢于创新并且影响较大的一位医学家。他的主要著作有《素问玄机原病式》二卷、《素问病机气宜保命集》三卷和《宣明论方》十五卷。刘氏认为"法之与术，悉出《黄帝内经》之玄机"，创造性地发挥了《黄帝内经》病机十九条的理论，认为疾病多因火热而起，倡"六气皆从火化"说，治疗多用寒凉药，世称"寒凉派"。他提出"降心火，益肾水"为主的治疗火热病的一套方法，给后世温病学派很大的启示。

农历
三月初一

金元四大家指金元时期(1115—1368)的刘完素、张从正、
李杲、朱震亨四位著名医学家，此四人代表了四个不同
的学派。

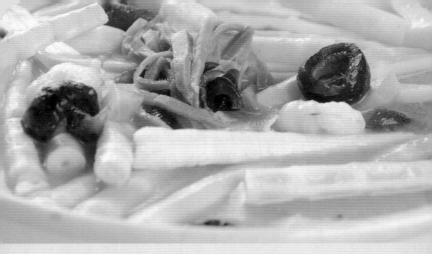

健脾益气吃春笋

　　春笋，以其笋体肥大、洁白如玉、肉质鲜嫩、美味爽口被誉为"菜王"。中医认为，竹笋味甘、微苦，性寒，能化痰下气、清热除烦、通利二便。

油焖春笋

主料　嫩笋 500 克。

调料　料酒、生抽、老抽、白糖、高汤、盐。

做法

① 将嫩笋剥去笋衣，切去根部。

② 将笋用刀拍松，切寸段，然后切薄片。

③ 锅中油热后，放入笋片，翻炒均匀，加料酒、生抽、少许老抽调色，加白糖翻炒均匀。

④ 加适量高汤，焖煮十几分钟，加盐调味，淋少许明油，撒上葱花即可出锅。

"主消渴，利水道，益气，可久食。"——《名医别录》
"利九窍，通血脉，化痰涎，消食胀"，尤独善于清化热痰。
——《本草纲目拾遗》

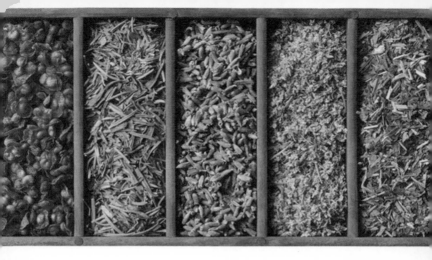

春来野菜香 认清再品尝

野菜味道虽然清新可口，但很多野菜都有药食两用性，对不熟悉的野菜不要轻易食用。而且野菜属性多偏寒凉，过量食用可损伤脾胃，脾胃虚弱、大便泄泻者及孕妇忌食。同时，野菜含膳食纤维比较高，婴幼儿消化能力弱忌食。

小贴士

① 采摘野菜时要看清环境，如废水边生长的野菜容易受到污染，不宜食用。

② 野菜最好是现采现吃，久放的野菜不但不新鲜，营养成分也会流失不少。

③ 有些野菜与有毒植物长得非常相似，采摘时一定要辨认清楚。

④ 采摘野菜时也要注意保护周围的自然环境，不要为了一株野菜而滥挖乱拔。

14

星期三

农历
三月初三

春季是野菜萌芽生长的时节。

肾精不足　熟地来补

　　肾精不足所致的潮热、盗汗、腰酸、眩晕等症，可以将熟地入膳食用。

熟地粳米粥

　　取熟地30克，粳米50克。将熟地用纱布包扎成药包，放入砂锅中，放水适量煎煮至药汁棕黄、药香扑鼻时，加入粳米一同熬煮，粥熟时去药包即可。

熟地当归羊肉汤

　　材料　羊肉（瘦）700克，熟地30克，当归15克，黄芪30克，大枣（干）10克，姜10克，白糖、盐、鸡精各适量。

　　做法　羊肉切块，开水焯一下，去血沫，放入有清水的汤煲内，加入生姜、熟地、当归、黄芪，用小火煲3小时，再加入大枣、糖、盐、鸡精、味精，搅匀，继续煮15分钟即可。

15

星期四

农历
三月初四

熟地，味甘，微温，具有滋补肾阴、补养精血、生精填
髓等功效。

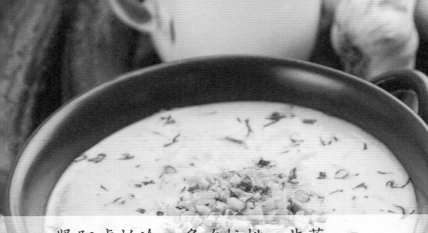

肾阳虚怕冷　多吃核桃、韭菜

奶浆鲜核桃仁

材料　鲜核桃仁 150 克，火腿、冬笋、口蘑各 15 克，鲜奶 100 毫升，油、姜汁、盐、黄酒、味精适量。

做法　核桃仁焯水后沥干；口蘑、冬笋切片，焯水；火腿切片；锅中放少量油烧热，加鲜奶烧沸，小火煮至浓稠，放入核桃仁、冬笋和口蘑片，再烧沸后，加入姜汁、盐、黄酒、味精，盛入汤盘内，撒上火腿片即成。

核桃仁炒韭菜

材料　核桃仁 60 克，韭菜 250 克，麻油、盐适量。

做法　将核桃仁用开水泡几分钟，去掉外皮；韭菜择洗干净，切成 3 厘米长的段状。炒锅烧热倒入麻油，下核桃仁翻炒至色黄，然后下韭菜一起翻炒至熟，撒盐，炒匀后装盘即可。

肾阳虚有一个明显的特征就是怕冷，对于这种症状，平时可多吃核桃和韭菜，两者在补肾阳方面有不错的功效。

16

星期五

农历
三月初五

李时珍在《本草纲目》中说："羊肉能暖中补虚，补中
益气，开胃健身，益肾气，养胆明目，治虚劳寒冷，
五劳七伤。"

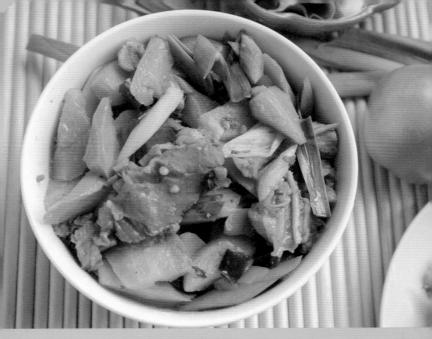

阳虚养生食疗方

肉桂羊肉炖胡萝卜

材料　羊肉500克，胡萝卜250克，生姜3片，黄酒2勺，肉桂3克，陈皮1块，植物油适量，细盐、酱油少许。

做法

① 先将胡萝卜洗净切片备用，羊肉也洗净切片。

② 羊肉同生姜共入热油锅中翻炒5分钟，加入黄酒、酱油、细盐和少量冷水，焖烧15分钟，盛入砂锅内。

③ 加陈皮、肉桂和冷水适量，旺火烧开后，改小火慢炖2小时许，至肉酥烂离火。

17

星期六

农历
三月初六

羊肉能暖中补虚，补中益气，开胃健身，益肾气，养胆
明目，治虚劳寒冷，五劳七伤。

根据中医学"天人合一"的整体观，对于秋冬季节喉源性咳嗽反复发作或加重者可采用"冬病夏治"的中医传统特色疗法，即每年夏季三伏天自然界阳气最旺盛的时候，用辛热属性的中药贴敷于人体特定穴位从而达到治疗和预防"冬病"的目的，往往具有事半功倍的效果。

喉源性咳嗽除了治疗以外还应注重平时的调养，宜戒烟酒，忌辛辣，增强体质，注意休息，避免接触过敏原，并可长期服用中药代茶饮，治养结合。

玄参、麦冬、桔梗、甘草、青果泡水代茶喝，可滋阴生津、降火利咽，有效缓解咽痒咳嗽、咽痛、咽干灼热、咽部异物感等喉源性咳嗽症状，减少复发。

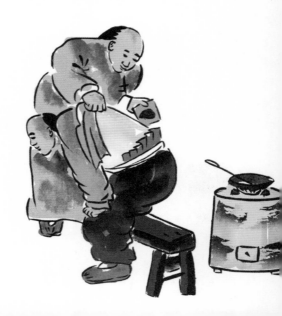

18

星期日

农历
三月初七

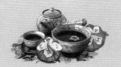

喉源性咳嗽常见于秋冬及冬春之交。

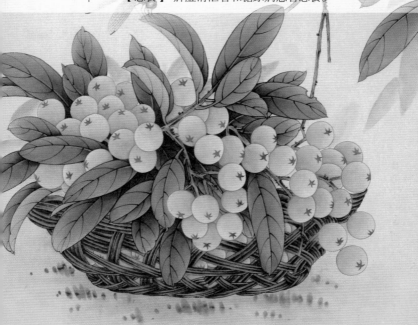

暮春时节 枇杷宜食

枇杷味甘酸，性平。有止渴下气、清肺生津，利肺气、止吐逆、主上焦热、润五脏（大明）之功效。

枇杷主要用于辅助治疗肺热、久咳不愈、咽干口渴及胃气不足等病症。果肉含糖、蛋白质、脂肪、果胶、胡萝卜素、维生素 B_1、维生素 C、酒石酸、苹果酸、柠檬酸等成分。

【宜食】 枇杷适宜肺痿咳嗽、胸闷多痰以及劳伤吐血者食用；适宜坏血病患者食用。枇杷宜成熟后食用，多食助湿生痰。

【忌食】 脾虚滑泄者和糖尿病患者忌食。

19

星期一

农历
三月初八

"必极熟，乃有止渴下气润五脏之功。若带生味酸，力
能助肝伐脾，食之令人中满泄泻。"——《本经逢原》

谷雨

谷雨是二十四节气的第六个节气，也是春季最后一个节气。谷雨到来意味着寒潮天气基本结束，气温回升加快，大大有利于谷类农作物的生长，谷雨前后 15 天，脾处于旺盛时期。脾的旺盛会使胃强健起来，从而使消化功能处于旺盛的状态，消化功能旺盛有利于营养的吸收，因此正是补身的大好时机。

地瓜、山药、土豆、香菇等都是补脾胃的食物，具有补脾、益气的功效。在春天的这个时节不妨多食用一些，特别是山药，口感细嫩，含有极丰富的营养保健成分。

20

星期二

农历
三月初九

"谷雨，谷得雨而生也。" ——《二如亭·群芳谱》
"清明后十五日，斗指辰，为谷雨，三月中，言雨生
百谷清静明洁也。" ——《通纬·孝经援神契》

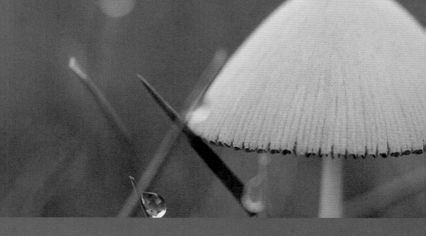

谷雨过后宜祛湿防癣

　　谷雨后的气温回升速度加快，从这一天起，雨量开始增多，空气中的湿度逐渐加大，温暖潮湿的环境是真菌繁殖的沃土。谷雨时节要注意癣病的预防，可以内服与外用双管齐下，有效防止癣病的发生。

红豆薏苡仁茶

　　适量红豆、薏苡仁洗净，浸泡 12 小时，放入锅中，倒入足量水，大火煮沸后改小火焖煮约 1 小时，关火后将汤滤出代茶饮，有消肿祛湿之效。《本草纲目》记载，薏苡仁能健脾益胃、补肺清热、祛风胜湿，赤小豆能利湿消肿、清热解毒。

燥湿驱邪方

　　蛇床子 30 克，苦参 30 克，百部 20 克，黄檗 20 克，马齿苋 20 克，土槿皮 20 克，芒硝 20 克，加水约 2000 毫升，大火煮开再以小火熬煮 20 分钟，放温后外洗用，每次外洗 3～5 分钟，1 日 3 次。该方具有清热燥湿、杀虫止痒之效。

21

星期三

农历
三月初十

谷雨，有"雨水生百谷"的意思。

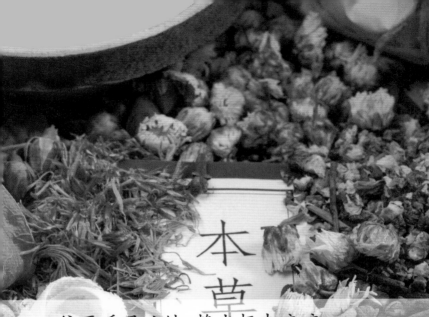

谷雨呼吸吐纳 静坐赶走疾病

谷雨前后一般天气较暖，雨量较以前增加，万物生长也较以前旺盛。在此为您推荐谷雨养生锻炼法及经络养生法。

每天清晨 5：00—7：00，自然盘坐，右手上举托天，指尖朝左，左臂弯曲呈直角，左前臂平举在胸前，五指自然弯曲，手心朝胸，同时头向左转，目视左前方；左右交换，动作相同，左右各做 35 次。然后上下牙齿相叩，即叩齿 36 次，漱津几次，待津液满口分次咽下，意想把津液送至丹田；如此漱津 3 次，一呼一吸为一息，如此 36 息而止。晚上 6：00—9：00，将开水倒入木盆中，待水温合适，放双足于水中，温经通络 5 ～ 10 分钟；同时，做深呼吸 5 ～ 10 次，然后用食指或拇指点按两侧三阴交穴、阴陵泉穴和血海穴各 6 次。

22

星期四

农历
三月十一

"清明断雪，谷雨断霜。"谷雨至，气温升。

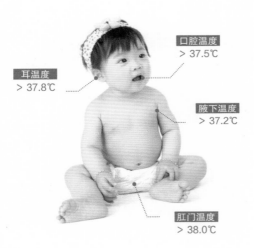

口腔温度
> 37.5℃

耳温度
> 37.8℃

腋下温度
> 37.2℃

肛门温度
> 38.0℃

如何判断宝宝发热了

　　每年冬春季节是感冒的高发季节，一遇到宝宝发热，家长的心情就会特别焦虑。

　　关于发热，我们需要有正确的意识，发热是人体自身免疫系统对抗疾病的反应。作为家长，如何判断宝宝是不是发热了呢？

　　通常情况下，腋下温度超过37.2℃，耳温度超过37.8℃，口腔温度超过37.5℃，肛门温度超过38℃定义为发热。腋下温度37.3～38℃为低热，38～39℃属于中度发热，39～40℃属于高热，40℃以上为超高热。除了物理降温和吃退热药，中医一些外治的方法，如足浴、刮痧等，也可以有效缓解发热症状。

23

星期五

农历
三月十二

中医认为，发热是正气抵御外邪的表现。

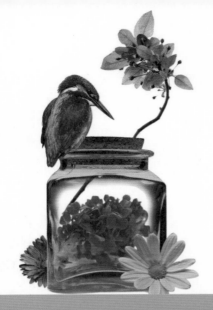

春季如何养肝护眼？

保持心情开朗很重要

中医认为，"肝在志为怒"，而"性喜条达（舒畅）主疏泄而恶抑郁"。在春天，人们较其他季节更容易激动，而情绪失控会进一步导致眼睛和肝脏受到伤害。

多食绿色食物调养肝脏

青色入肝经，食绿色的食物可以对肝进行调养。专家指出，春天应避免高温、辛辣、油腻、大补类食物，需要长时间用眼的人群可多进食养肝护肝、滋补肝肾的食物，如动物肝脏、牛奶、豆制品、胡萝卜、红薯、菠菜、芹菜、橙子、草莓等。多吃绿色的食物，也可以起到养肝护肝的作用。

24

星期六

农历
三月十三

四季的养生都需要遵照自然规律，肝脏"性喜条达""入青色"，所以春天减少疲劳、身心舒展、保护眼睛、进食青色的食物，都可以让肝脏和眼睛互为滋养，相得益彰。

调畅情志
才能养好肝

在春季易于肝阳上亢，引发头晕等症状。尤其是老年人，往往伴有高血压、冠心病等慢性疾病，动怒不仅伤肝，而且容易发生脑血管意外，因此春季必须重视养肝，养生养肝，从春季做起。首先要调畅情志，保持良好的心态，切忌动怒及情绪激动，这样才能使肝气保持舒畅条达。中药食疗方面，可选用菊花茶清肝明目、枸杞滋养肝阴、天麻平肝熄风等。

25

星期日

农历
三月十四

"肝主疏泄""逆春气则少阳不生，肝气内变。"

——《黄帝内经》

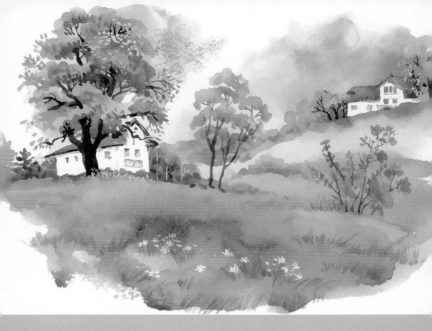

春季出游
防止蚊虫叮咬

四月天气回暖，是郊游、踏青的最佳时节，蛰伏的昆虫也进入活跃期，人们出游如果防护不当很容易被昆虫叮咬，受到伤害。

要想玩得舒心，首先要"全副武装"，穿长袖、浅色、针织类衣服，在皮肤暴露处涂抹驱蚊水，不要穿凉鞋，扎紧裤腿或把裤腿塞进袜子或鞋子里，让昆虫无从下嘴。其次，要远离树林、茂密的草丛、灌木丛。万一被昆虫叮咬，要处理得当，可先用碘酒或酒精做局部消毒处理，如出现发热、叮咬部位发炎破溃及红斑、肌肉酸痛、恶心、畏寒、呕吐、腹泻、厌食、精神萎靡等症状，要及时就诊。

26

农历
三月十五

"逢春不游乐，但恐是痴人。"——白居易《春游》

两款养生粥
让您睡个好觉

人的一生中或多或少经历过失眠，失眠现已成为困扰现代人的常见问题之一，在此为您介绍两款睡眠养生粥。

酸枣仁粥

炒酸枣仁30克，粳米50克，水1000克，火候以粳米成糜为度。可用于失眠患者心烦不眠、心悸怔忡，自汗盗汗者尤宜。

牛乳粥

粳米50克，水1000克，煮米成粥后加入鲜牛奶100克。牛乳入心、肝、肾经，主补虚损、益肺胃、养血、生津，可用于学生、中老年及脑力劳动失眠患者。

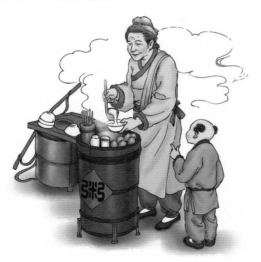

2021 年

4 月

27

农历
三月十六

失眠，古代称目不暝，不寐、不得卧、不得眠等。

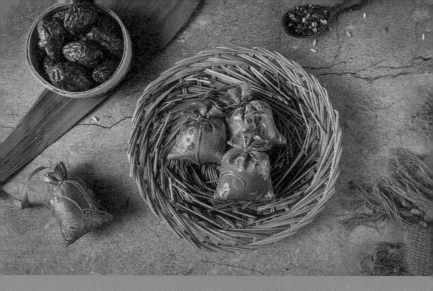

香囊
春季防病好帮手

春季，阳气旺盛，天气转暖，一些皮肤科疾病进入高发期，如水痘、手足口病、湿疹、虫咬皮炎等疾病。通过在胸前、腰际、神阙穴、中脘穴等处佩戴香囊，可以有效预防这些春季皮肤多发流行病，这是因为香囊中的药物具有芳香发散作用，通过穴位、经络等途径"渗入"机体，起到祛风解毒、活血燥湿之效，能够刺激鼻黏膜，提高分泌型免疫球蛋白A的含量，从而达到杀死病毒的作用。

在此给大家介绍一款香囊的配方：

金银花10克，薄荷10克，石菖蒲10克，藿香20克，紫苏10克，白芷10克，艾叶20克，丁香10克，白豆蔻10克，砂仁10克，混合均匀后打粉分装在袋子里即可。此香囊孕妇慎用。

28

星期三

农历
三月十七

使用香囊时要注意防潮，直接接触皮肤时若出现瘙痒、
红斑，请停止使用。

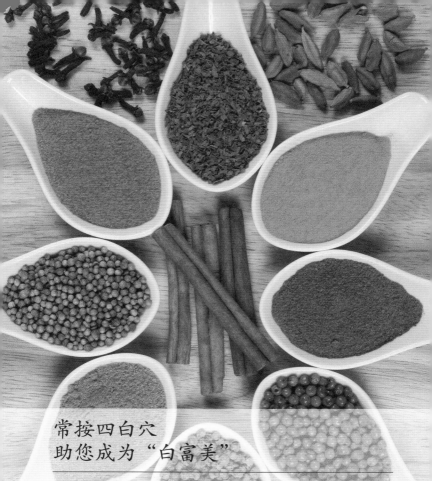

常按四白穴
助您成为"白富美"

经常按摩四白穴，可帮助面部气血宣散，防止面部色斑形成。

四白穴定位　在面部，瞳孔直下，眶下孔处。

操作方法　双手洗净，双手食指指腹置于四白穴处，稍用力揉按，以局部出现轻微酸胀感为度，每次 5 分钟左右，每日 1 ~ 2 次。

29

星期四

农历
三月十八

俗话说"一白遮百丑",女子肤质细腻白净,常常给人
清新舒适感。

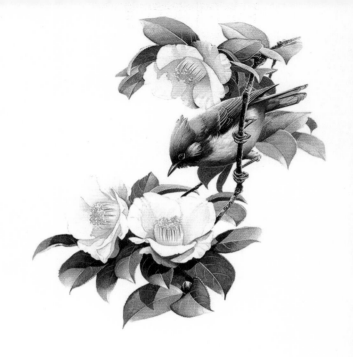

春天别忘了养脾

　　唐代养生专家孙思邈在《千金方》中说："春七十二日，省酸增甘，以养脾气。"肝味属酸，脾味属甘。

　　春季应少食酸味食物，多吃甜食，以养脾胃之气，可选择韭菜、香椿、百合、豌豆苗、茼蒿、春笋、山药、藕、芋头、萝卜、甘蔗、荠菜、荸荠等；在精神调摄方面要静心寡欲、不妄作劳，以养元气；在生活方面应起居有常、劳逸结合。

30

星期五

农历
三月十九

"故君子当审时气，节宣调摄，以卫其生。凡愤怒、悲
思、恐惧，皆伤元气。" ——《遵生八笺》

肝血不足
失眠的治疗

肝藏血、血舍魂、心藏神、血养心。肝血不足，则魂不守舍、心失所养。肝血不足所致失眠可多食用酸枣仁、灵芝。

酸枣仁

味甘、酸，性平，能滋养心肝、安神、敛汗。《本草纲目》记载，酸枣仁熟用治疗胆虚不得眠、烦渴虚汗之症。酸枣仁有一定的降压作用，血压低者食用宜定期监测血压。

灵芝

味甘，性平。能益气血、安心神、健脾胃。《神农本草经》记载有青芝、赤芝、黄芝、白芝、黑芝、紫芝六种，均有改善睡眠的作用，可同时服用大枣以增强灵芝之功。灵芝亦可用于老人气血不足、体倦乏力、心悸气短。

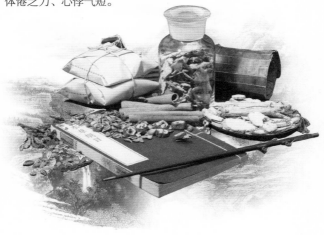

1

星期六

农历
三月二十

劳动节

《伤寒论》云："虚烦不得眠，酸枣仁汤主之"，是说
酸枣仁汤主治心神不安、肝血不足的失眠。

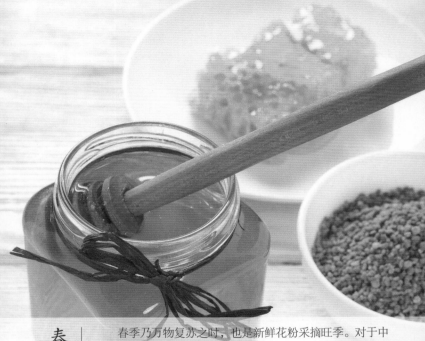

春夏花粉正当时

　　春季乃万物复苏之时，也是新鲜花粉采摘旺季。对于中老年人来说，春季多吃花粉可以强身健体、延缓衰老。

　　花粉　含有丰富的营养成分和多种生物活性物质，是一种高级营养品及高能量合剂，故内服花粉可以促进机体组织细胞的新陈代谢，增强细胞活力，有祛病、健身、抗衰老之功效。常人久服，强身健体、延年益寿。成年人精力不足、健忘失眠，老年人阳痿精冷、早泄梦遗等均可服用。一般每日服用 5 ～ 10 克，温开水冲服；也可将花粉与蜂蜜混合后用温开水冲服。饭后半小时内服用为佳。

2

农历
三月廿一

《黄帝内经·素问·四气调神大论》有云"春夏养阳"，
谓春夏之时，自然界阳气生发，养生者宜顺时而养，须
养护体内阳气，使之保持充沛。

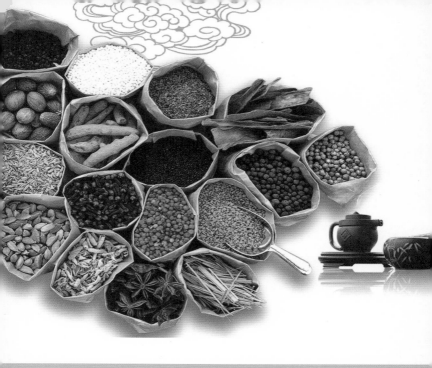

面瘫病的防治

春夏之交，气温回升，又到了吃西瓜、喝冷饮、吹空调或吹电扇的时候，但您可能要注意了，这时候也是面瘫病的高发期。

夏季应防止耳后、面部受风寒的直接侵袭。

《黄帝内经》有云："虚邪贼风避之有时。"乘车时不要使耳后、面部长时间受冷风吹袭或迎风大笑。注意休息，避免劳累及各种精神刺激，保证充足的睡眠、适宜运动，以增强体质。对于已经出现了面瘫的患者，应尽早到医院神经内科（脑病科）采取积极、规范的治疗。

中医理论认为，面瘫病是由于人体的气血不和、脉络空虚，面部、耳部遭受风寒邪气侵袭经络，使局部经络不通、筋脉失养而发病。

远离哮喘诱因
乐享畅快呼吸

哮喘发作多有诱因，脱离并长期避免接触这些诱因是防治哮喘最有效的方法。因此要常保持室内通风，勿用地毯；被褥尽量用新棉制作，不养宠物；居家卫生用吸尘器和湿布，勿用干布和毛掸，以免扬起灰尘；避免接触花卉，饮食清淡，忌肥甘、辛辣和海鲜发物。

参苓粥（源于《圣济总录》）

取人参 10 克，白茯苓 10 克，生姜 10 克，水煎去渣留汁，加入粳米 100 克煮粥，临熟时加入少许食盐，空腹服用。适用于肺脾气虚、容易受凉发作、食少、腹胀的患者。

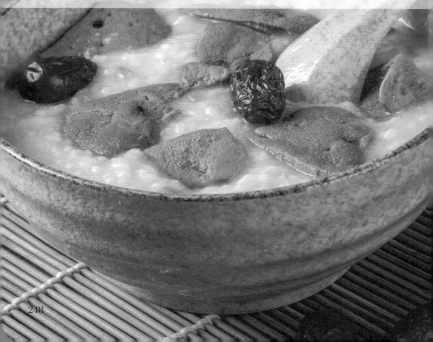

4

星期二

农历
三月廿三

青年节

世界防治
哮喘日

哮喘又名支气管哮喘，是一种具有复杂性状的，时多基
因遗传倾向的疾病。

立夏

立夏，表示即将告别春天，是夏天的开始。中医理论中，人和自然是一个统一的整体，自然界四时消长变化和人体的五脏功能活动密切相关，心对应"夏"。夏季心火最为旺盛，人易烦躁，好发脾气，而机体的调节能力也较为低下。特别是老年人，因发怒而容易导致血压升高、脑卒中，甚至发生猝死。

立夏后，饮食上应注意警惕进食"过火"。饮食宜清淡，以易消化、富含维生素的食物为主。可将绿豆 30 克，莲子 15 克，荷叶 10 克，芦根 10 克，扁豆 6 克，加入 80 克粳米中一并煮好后食用，能起到清心除烦、驱暑的功效。同时，应做好自我"饮食养生"和"精神养生"，以顺应天气的变化，多做安静的事情，例如绘画、书法、听音乐、下棋、种花、钓鱼等。

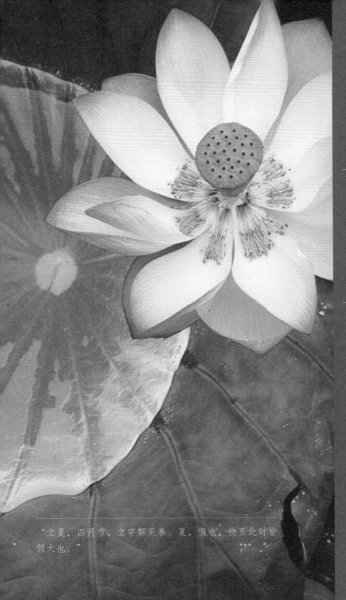

2021 年

5 月

5

星期三

农历
三月廿四

"立夏，四月节，立字解见春。夏，假也，物至此时皆
假大也。"

251

夏季口渴不止 竹梅茶轻松解决

立夏一般为每年的 5 月 5 日或 6 日。立夏过后，天气炎热，雨量和雨日均明显增多，天气暑湿交蒸，容易导致人体湿热内注、胸闷、暑热头疼、湿热腹泻。

竹梅茶（源于《圣济总录》）

取竹茹 5 克，乌梅 3 克，绿茶 3 克，开水冲泡服用，可加适量白糖或者蜂蜜调味。

竹茹清热除烦，乌梅生津止渴，特别适合夏季的日常茶饮，酸甜适口，老少皆宜。

乌梅味酸收敛，适合感冒发热、咳嗽痰多的人群；患有痢疾、肠炎的人群在发病初期以及女性在生理期、产前、产后都应少食乌梅。

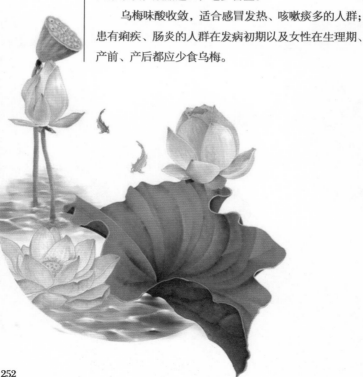

6

星期四

农历
三月廿五

传统中医认为，暑易伤气，且易入心。因此，值此时节，
人们要重视精神的调养，加强对心的保养，预防暑气的
伤害。

立夏养生
重在"养心"

　　立夏意味着夏天的到来。每天可以自行做一下心区按摩。按摩心区，可直接作用于心脏，能疏通心血运行，预防心血瘀阻而引起的心前区疼痛等心脏疾病的发生。

　　方法　将两手掌重叠（男性左手在里，女性右手在里），内、外劳宫对齐（即将上面手掌中心点的内劳宫穴与下面掌背的外劳宫穴相对齐），轻按于心前区，并缓缓摩动，以先顺时针后逆时针的规律各按摩 20 ～ 30 次，按摩的速度不宜太快，最好是呼吸 1 次按摩 1 周，按摩时手掌不宜飘离心前区。

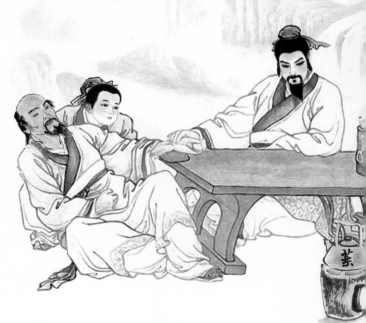

2021 年
5 月

7

星期五

农历
三月廿六

中医讲"心主夏，心与夏气相通"，这是因为在自然界，夏季以炎热为主，而在人体，心为火脏，阳气最盛。故自立夏以来要注重"养心"。

夏季清热养心饮

夏季茶饮不离，清热、养心、解暑。

清热养心饮银花山楂茶

材料 金银花 30 克，山楂、绿茶各 10 克，蜂蜜 100 克。

做法 将金银花、山楂、茶叶一同放入砂锅内，加水煮 5 分钟。滤出药液，加水再煎一次，去渣取汁。将两次药液合并混匀，加入蜂蜜，趁热饮服。再服用时，温热。

功效 金银花味甘性寒，气芳香，能清热解毒、清利咽喉，可预防和辅助治疗病毒性感冒；绿茶含强效抗氧化剂（茶多酚及维生素 C），能抗辐射、清除体内的自由基、改善人的暴躁情绪；山楂能消积化滞、收敛止痢、活血化瘀。三者搭配能清热解毒、开胃、助消化、去油腻、改善心脏活力，适用于暑热烦渴、头痛发热。

【注意】孕妇、儿童、老人、胃酸分泌过多者、病后体虚及患牙病者不宜饮用。

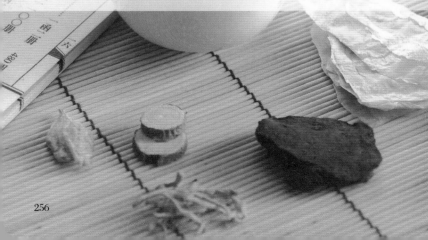

8

星期六

农历
三月廿七

夏季以立夏为始，至立秋为止。夏在天为热，通应于心，
心五行属火。因此，夏季心病较多，心火较旺。

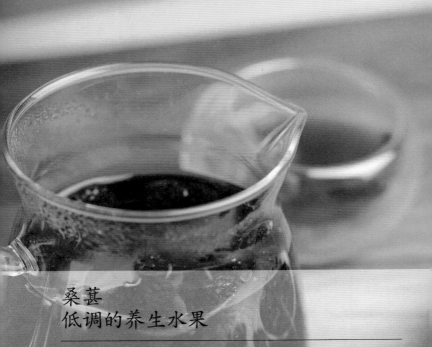

桑葚
低调的养生水果

桑葚味甘酸，性寒，入肺、肝、肾、大肠经，具有补肝益肾、生津润肠、乌发明目、止渴解毒、养颜等功效。适用于阴血不足、头晕目眩、盗汗、津伤口渴、消渴、肠燥便秘等症。

【宜食】

肝肾阴血不足者，腰膝酸软、头晕耳鸣、年少白发者，血虚体虚、肠燥便秘者均宜食用。

【忌食】

脾虚便溏者、糖尿病患者应忌食。

9

星期日

农历
三月廿八

现代医学还发现桑葚具有调节免疫、促进造血细胞生长、
抗诱变、抗衰老、降血糖、降血脂、护肝等保健作用。

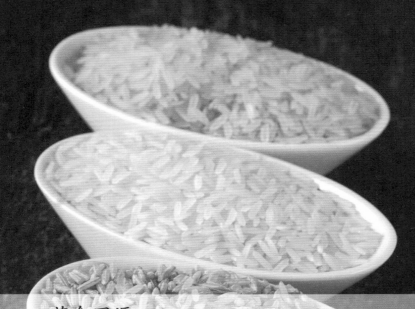

药食同源
五谷杂粮也养生

　　我们每天吃的白米饭也是一味重要的中药。中医认为大米味甘、性平，入脾、胃、肺经，具有补中益气、健脾和胃、益精强志、滋阴润肺、解除烦渴的作用，主治胃气不足、口干渴、呕吐、诸虚百损等。用粳米煮粥，具有补脾、和胃、清肺的功能，对病后肠胃功能较弱者，尤其口渴、烦热者适合食用。

　　大米中含碳水化合物 75% 左右，蛋白质 7% ～ 8%，脂肪 1.3% ～ 1.8%，并富含维生素 B 族，所含的蛋白质和氨基酸的比例比小麦、大麦、小米、玉米等禾谷类作物高，消化率 66.8% ～ 83.1%。

10

星期一

农历
三月廿九

"每日起，食粥一大碗，空腹胃虚，谷气便作，所补不
细，又极柔腻，与肠胃相得，最为饮食之妙诀也。"
———《本草纲目》

关元名意指任脉气血中的滞重水湿在此关卡不得上行。关元穴位于下腹部，前正中线上，当脐中下三寸（一夫法：四指横放即为三寸）。

功效　培补元气、导赤通淋，为强壮补虚的要穴。主治中风脱症、肾虚气喘、遗精、阳痿、遗尿、淋浊、尿频、尿闭、尿血、月经不调、痛经、经闭、带下、崩漏、腹痛、泄泻、痢疾、尿路感染、功能性子宫出血、子宫脱垂、神经衰弱、晕厥、休克等。

灸法　艾柱灸 7 ~ 10 壮，或艾条灸 15 ~ 30 分钟，以潮红、温热为度。

按摩手法　以按揉法或震颤法为主。震颤法是双手交叉重叠置于关元穴上，稍加压力，然后交叉之手快速地、小幅度地上下推动。

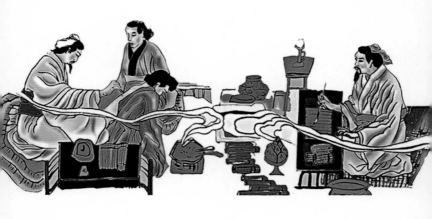

11

星期二

农历
三月三十

关元，出自于《黄帝内经·灵枢·寒热病》，别名三结
交、下纪、次门、丹田、大中极，属任脉。

清肠通便 养成排便好习惯

　　我们的祖先很早就认识到粪毒对健康的危害，讲究每日多通大便，以求健康长寿。清肠通便应注意调整排便习惯。

　　① 养成早晨排便的好习惯。中医经气学说认为，早晨 5：00—7：00 为卯时，这个时候是大肠经当令，大肠精气充盈，是排出粪毒的最佳时机，注意不要错过。

　　② 排便时注意力应集中，不玩手机、看书报、玩游戏等；不要久蹲排便，时间控制在 3～5 分钟为宜，以免造成排便感觉减弱，导致排便时间延长或大便排不尽。

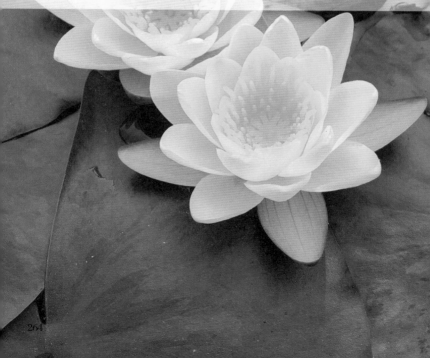

12

星期三

农历
四月初一

汉代王充在《论衡》中写道："欲得长生，肠中常清；欲
得不死，肠中无滓。"

宝宝不爱吃饭 宝爸宝妈们该怎么做？

夏天暑湿当令，宝宝不爱吃饭，面黄肌瘦长不高。别着急，中医来帮您。

想让宝宝好好吃饭，就要找出厌食的原因，有针对性地采取措施。首先要掌握正确的喂养方法，纠正不良饮食习惯，少吃零食、生冷甜腻的食物，按各个年龄段的需要，给予品种多样、营养丰富、容易消化的食物。其次，食欲的增加需要一个过程，不能操之过急、打骂、威胁，要注重宝宝的情志护理，让宝宝保持良好的情绪。最后，还可以用中医的"法宝"帮助宝宝恢复食欲。如小儿推拿、开胃贴、养胃贴等，以柔和的外治方法帮助宝宝调理体质、健脾胃，从而增强食欲、治疗厌食。

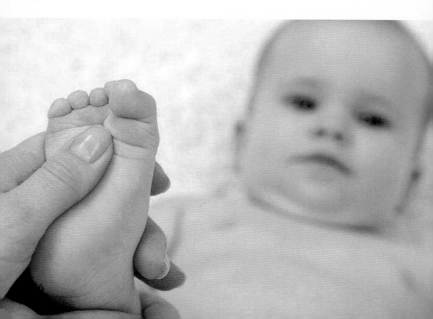

13

星期四

农历
四月初二

宝宝不爱吃饭，有可能是脾胃不好哦！

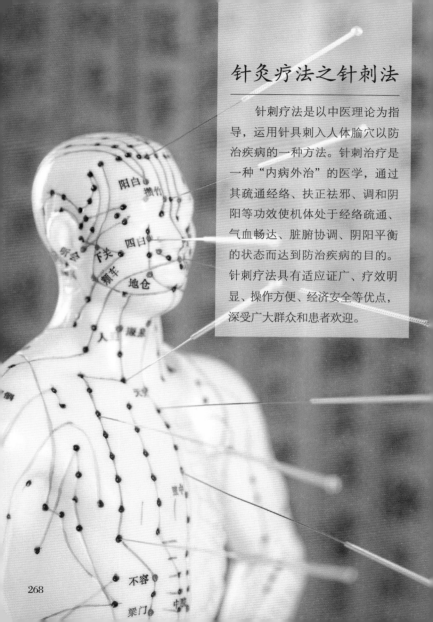

针灸疗法之针刺法

针刺疗法是以中医理论为指导，运用针具刺入人体腧穴以防治疾病的一种方法。针刺治疗是一种"内病外治"的医学，通过其疏通经络、扶正祛邪、调和阴阳等功效使机体处于经络疏通、气血畅达、脏腑协调、阴阳平衡的状态而达到防治疾病的目的。针刺疗法具有适应证广、疗效明显、操作方便、经济安全等优点，深受广大群众和患者欢迎。

14

星期五

农历
四月初三

针灸疗法是中医学重要组成部分，也是我国特有的一种
民族医疗方法。

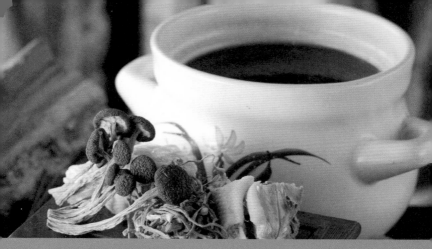

阴虚养生食疗方

莲子 味甘、涩，性平，入心、脾、肾、胃、肝、膀胱经。具有补脾止泻、止带、益肾涩精、养心安神的功效。

百合 味甘、微苦，性微寒，入心、肺经。具有养阴润肺、清心安神的功效。

干贝 营养价值丰富，具有滋阴、养血、补肾、调中的功效。

猪肉 味甘，性平。具有补虚强身、滋阴润燥、丰肌泽肤的作用。

莲子百合干贝瘦肉汤

材料 瘦肉300克，莲子少许，百合少许，干贝少许，盐5克，鸡精5克。

做法

① 瘦肉洗净，切丁；莲子洗净、取心；百合、干贝洗净。

② 瘦肉放入沸水中焯去血水后捞出洗净。

③ 锅内注水，烧沸，放入以上食材慢炖2小时，调味即可。

15

星期六

农历
四月初四

猪肉多食令人虚肥，大动风痰，多食或冷食易引起胃肠
饱胀或腹胀腹泻。患高血压或偏瘫（中风）患者，以及
肠胃虚寒、虚肥、痰湿盛、宿食不化者应慎食或少食。

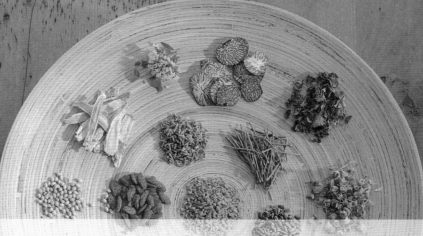

产后由于产时用力汗出和产创出血，阴血骤虚，卫表不固，抵抗力下降，恶露排出，血室已开，胞脉空虚。此时若护理不当，易引起疾病，故产褥期应注意以下五个方面。

① 寒温适宜。产妇居室应空气清新，冷热适宜，不可当风坐卧，以免外邪侵袭、卫表不固，应避风寒，受之则遍身疼痛。

② 劳逸适度。产妇要充分休息，保证睡眠时间，劳动不宜过早过累，以免导致恶露不绝、子宫脱垂。

③ 调节饮食。产后气血耗伤，又须化生乳汁哺育婴儿，饮食宜选营养丰富而易消化的食品，忌食生冷或过食肥甘，以免损伤脾胃。

④ 调和情志。产妇精神要愉快，切忌暴怒或忧思，以免气结血滞。

⑤ 保持清洁。会阴部的产创要注意消毒和护理，产创已愈可用温开水擦洗外阴，内裤应勤换勤洗，并进行日光消毒。

产褥期卫生保健

16

星期日

农历
四月初五

"凡妊娠，起居饮食，惟以和平为上，不可太逸，逸则
气滞；不可太劳，劳则气衰。"　　　——《产孕集》

建立良好的母乳喂养方法

成功的母乳喂养应当是母子双方都积极参与并感到满足。

孕母应营养合理，孕期体重适当增加（12～14千克），母体可贮存足够脂肪，供哺乳能量的消耗。孕母在妊娠后期每日用清水擦洗乳头，乳头内陷者用两手拇指从不同的角度按乳头两侧并向周围牵拉，每日一次至数次，哺乳后可挤出少许乳汁均匀地涂抹在乳头上，其对乳头有保护作用。尽早开奶（产后15分钟至2小时内），可减轻婴儿生理性黄疸，同时还可避免生理性体重下降、低血糖的发生。每次哺乳应让乳汁排空。泌乳受情绪影响很大，故在婴儿早期应采取按需哺乳的方式，保证乳母的身心愉快和充足的睡眠，避免精神紧张，可促进泌乳。

17

星期一

农历
四月初六

世界卫生组织和我国卫生部制定的《婴幼儿喂养策略》
建议生后 6 个月内完全接受母乳喂养。

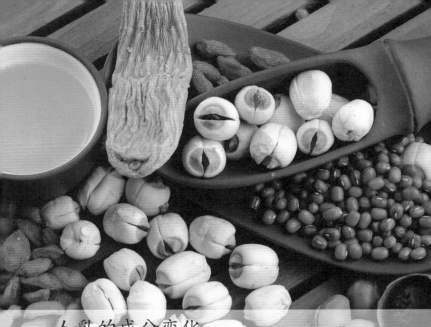

人乳的成分变化

　　人乳中的脂肪、水溶性维生素、维生素 A、铁等营养素与乳母饮食有关，而维生素 D、维生素 E、维生素 K 不易由血进入乳汁，故与乳母饮食成分关系不大。因此，母乳喂养的婴儿应补充维生素 D，并鼓励家长让婴儿出生后尽早户外活动，促进身体合成维生素 D。

　　初乳含脂肪少而蛋白质较多（主要为免疫球蛋白）；初乳中维生素 A、牛磺酸和矿物质的含量颇为丰富，并含有初乳小球，对新生儿的生长发育和抗感染能力十分重要。正常乳母平均每天泌乳量随时间而逐渐增加，成熟乳量可达 700 ～ 1000 毫升，一般产后 6 个月乳母泌乳量与乳汁的营养成分逐渐下降。判断奶量是否充足应以婴儿体重增长情况、尿量多少与睡眠状况等综合考虑，因此不要轻易放弃母乳喂养。

18

星期二

农历
四月初七

初乳为孕后期与分娩 4 ~ 5 日以内的乳汁；5 ~ 14 日
为过渡乳；14 日以后的乳汁为成熟乳。

产后缺乳有良方

《女科秘诀大全》分析气血虚的原因时说："如产母去血过多，又或胎前有病，以贫俭之妇营养欠佳，或产后失于调养，或年至四旬外，皆足以致气血虚弱。"气血虚弱，则冲任空虚，久则不能化生乳汁，故乳汁缺少。

通乳丹，出自《傅青主女科》，是一副治疗产后缺乳气血虚弱证的经典食疗方，具有补气养血、佐以通乳的功效。

通乳丹

材料 党参12克，黄芪12克，当归10克，麦冬9克，桔梗6克，甘草5克，猪蹄1对。

做法 将猪蹄放入炖锅中炖好后，再入煎上药，每日1或2剂温服。党参、黄芪大补元气，当归、麦冬养血滋液，猪蹄补血通乳，桔梗载药上行。

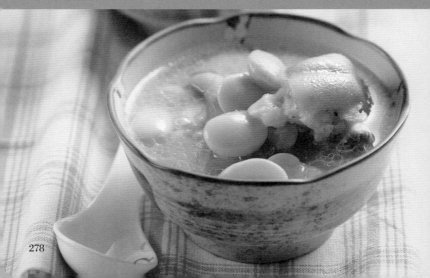

19

星期三

农历
四月初八

"妇人手太阳、少阴之脉，下为月水，上为乳汁……既
产则水血俱下，津液暴竭，经血不足，故无乳汁也。"
——《诸病源候论》

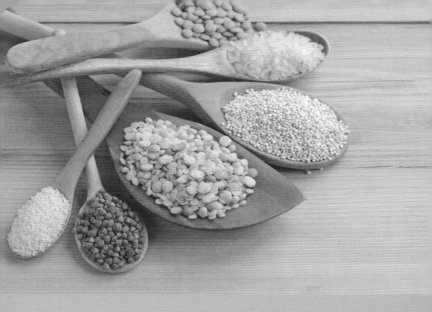

母乳究竟好在哪里？

一个健康母亲的母乳可提供足月儿正常生长到 6 个月所需要的营养素、能量、液体量。

母乳含必需氨基酸比例适宜，营养生物效价高，易被婴儿吸收；母乳所含的酪蛋白为 β - 酪蛋白，含磷少，凝块小；所含白蛋白为乳清蛋白，促进乳糖蛋白形成。母乳中酪蛋白与乳清蛋白的比例为 1：4，易被消化吸收，且很少引起过敏；母乳含不饱和脂肪酸较多，初乳中更高，有利于脑发育；母乳中电解质浓度低，蛋白质分子小，适宜婴儿不成熟的肾发育水平；母乳 pH 值为 3.6（牛奶 pH 值为 5.3），对酸碱的缓冲力小，不影响胃液酸度，有利于酶发挥作用，且母乳中含有不可替代的免疫成分，可促进新生儿免疫功能成熟；低聚糖是母乳中所特有，它可阻止细菌黏附于肠黏膜，促使乳酸杆菌生长。

20

星期四

农历
四月初九

母乳是满足婴儿生理和心理发育最好的天然食物，对婴
儿的健康生长发育有不可替代的作用。

小满

小满

小满头痛
按摩少不了

"小满小满，江满河满"，这意味着在小满期间，雨水会慢慢增加，如若夜卧贪凉，必将导致寒湿侵犯人体，造成人体不适，在此期间养生要注意预防湿邪侵犯人体。

夏季空调房内，冷风吹袭，加之外界温度升高，皮肤腠理开泄，寒为阴邪，极易乘虚而入，寒主收引疼痛，从而引发头部的疼痛不适。此时可按摩头部治疗头痛。

方法 梳头和拍头。梳头可不用木梳，而用 10 个指头从前额往后脑反复梳理 30 次，然后从前至后轻轻拍打头部 15 次，此法能改善头部血液循环，有效缓解头痛、头昏，改善睡眠质量等。

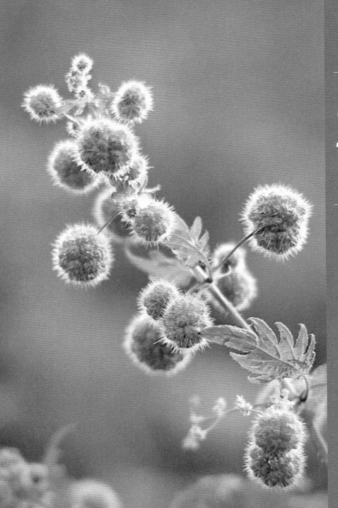

2021 年

5 月

21

星期五

农历
四月初十

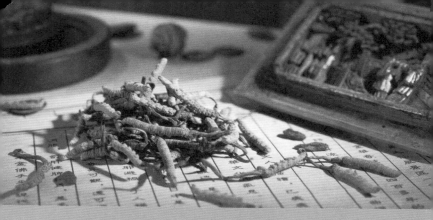

小满时节杏儿黄 预防眼疾帮大忙

小满时节是杏即将成熟的时候。杏在我国是老百姓普遍喜欢的传统水果。

① 杏含有丰富的维生素 A，在水果中仅次于芒果。维生素 A 可以预防和治疗夜盲症和干眼症，防止视力减退。

② 杏中还含有丰富的维生素 B 族，维生素 B 族可以治疗视神经病变，如维生素 B 族缺乏，眼睛会畏光流泪、发痒、视觉疲劳、眼睑痉挛。

③ 杏中还含有丰富的维生素 C 和维生素 E，维生素 C 的缺乏容易导致晶体混浊，形成白内障；维生素 E 有抗氧化功效，可改善全身包括眼部循环。

④ 杏中还含有胡萝卜素，可以为眼底黄斑提供营养。

杏属温，好吃但不可多吃。杏仁中含有苦杏仁苷，苦杏仁苷的代谢产物会导致组织细胞窒息，严重时会抑制中枢，孕妇、儿童食用需谨慎。

22

星期六

农历
四月十一

杏含有丰富的营养成分，它的润肺止咳、生津止渴、抗
癌、预防心脏病、降低胆固醇、美容等功效为广大老百
姓所熟知。

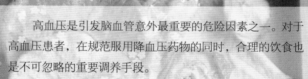

高血压饮食须注意

　　高血压是引发脑血管意外最重要的危险因素之一。对于高血压患者，在规范服用降血压药物的同时，合理的饮食也是不可忽略的重要调养手段。

　　高血压患者饮食应注意以下几点。

　　① 限制热量、脂肪的摄入，少食米面食、油炸类、饮料等，多吃蔬菜，适当摄入水果。

　　② 清淡饮食，减少盐的摄入，每日食盐摄入量在 6 克以下。

　　③ 增加钾、镁、钙等矿物质含量丰富食物的摄入。

　　④ 戒烟、戒酒，少喝咖啡，适量饮清茶。可将菊花 15 克，乌龙茶 3 克冲泡当茶饮；或将菊花 10 克，生山楂 15 克，决明子 15 克，冰糖适量代茶饮，起到清火、疏风、化瘀、消痰的作用。

2021 年

5 月

23

星期日

农历
四月十二

中医理论认为，高血压病位在肝，病本在肾，与心、脾
有关，其发病机制与风、火、痰、瘀、虚有关。

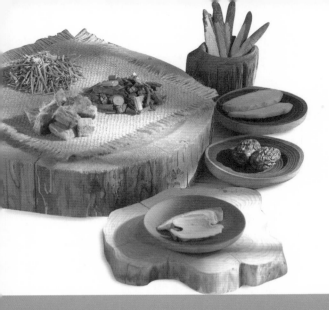

气血虚衰导致失眠可多食用大枣、桑葚等补气血安神的食物。

大枣　味甘，性温，有补中益气、养血安神、缓和药性的功能。现代的药理学发现，红枣含有蛋白质、糖类、有机酸、维生素 A、维生素 C、钙以及氨基酸等丰富的营养成分，经常食用亦可促进造血功能、改善容颜等。

桑葚　味甘，性寒，主治肝肾不足和血虚精亏导致的头晕目眩、腰酸耳鸣、须发早白、失眠多梦、津伤口渴、消渴、肠燥便秘。多食用可防止血管硬化，有增强免疫力、健脾胃、助消化、乌发美容、防癌抗癌等功效。

24

星期一

农历
四月十三

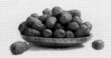

《黄帝内经·灵枢·营卫生会》："壮者之气血盛，其肌肉滑，
气道通，营卫之行不失其常，故昼精而夜瞑；老者之气血衰，
其肌肉枯，气道涩，五脏之气相搏，其营气衰少而卫气内伐，
故昼不精、夜不瞑。"意思是气血虚衰会影响睡眠。

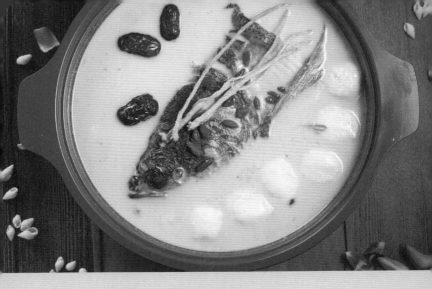

热盛动风　天麻疏通

炎炎夏日，需防止热盛动风及肝热生风导致的肢体麻木、痉挛抽搐、风湿痹痛、拘挛麻木等症。

天麻　中医认为天麻味甘，性平。既善熄风止痉，治各种病因之肝风内动、惊痫抽搐，不论寒热虚实，皆可配伍应用；又善平抑肝阳，治多种原因之眩晕、头痛，为止眩晕之良药；尚能祛风通络，每治风中经络之肢体麻木、痉挛抽搐、风湿痹痛、拘挛麻木等证。

天麻鱼头汤

材料　天麻15克，川芎10克，白芷5克，红枣3枚，生姜1片，白酒少许，鳙鱼头1只（约750克）。

做法　将上述材料加水适量，隔水炖1小时即可。用于缓解头痛眩晕、神昏多睡、项背拘急、肢体烦痛、筋骨痿软及皮肤瘙痒等症状。

《黄帝内经·素问·至真要大论》有云："诸暴强直，皆属于风；诸风掉眩，皆属于肝。"即指明了内风的临床表现，不仅与外风为病相类似，而且指出了与肝的密切关系。故在日常生活保健中，需注意固护正气、调养肝气。

金元四大家之张从正

　　张从正（约 1156—1228），字子和，号戴人，是一位具有革新思想的医学家，其代表作是《儒门事亲》（其中前三卷为张氏亲撰）。张氏善用攻法，认为"治病应着重驱邪，邪去则正安，不可畏攻而养病"，发展和丰富了"汗、吐、下"三法，世称"攻下派"。他还十分重视社会环境、精神因素等致病原因，成功地应用"心理疗法"来治疗各种疾病，对心理疗法有重大贡献。张氏师古而不泥古，提出"勿滞仲景纸上语"的观点，非常具有革新思想。

26

星期三

农历
四月十五

金元四大家指金元时期（1115—1368）的刘完素、张
从正、李杲、朱震亨四位著名医学家，此四人代表了四
个不同的学派。

莲子苦瓜 养心清火

苦瓜莲子粥

主料 苦瓜小半根（人多可以加量），莲子10粒。

配料 圆糯米1杯，枸杞10粒，清水4杯，盐。

做法

① 苦瓜洗净，去瓤切丁，在盐水中浸泡5分钟。

② 圆糯米洗净，用水浸泡1小时，莲子用水浸泡1小时。

③ 锅置火上，放入清水与圆糯米、莲子，大火煮沸转小火，慢慢熬煮至黏稠，加入苦瓜丁、枸杞。用中火煮开转小火微煮5分钟，熄火后至粥冷却即可食用。

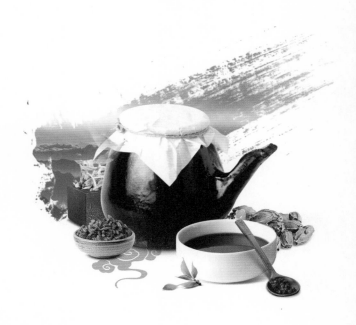

27

星期四

农历
四月十六

苦瓜味苦，性寒，能清热泻火。莲子味甘、涩，性微凉，
有养心补脾、补肾固摄的作用。二者可用于凉拌、煲汤、
熬粥，夏季服之清热防暑、安神养心。

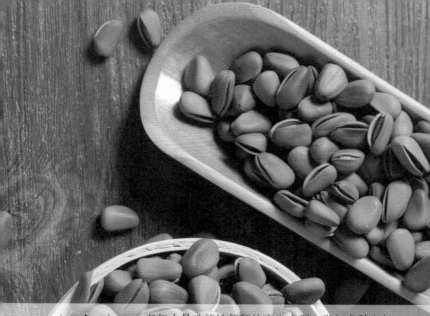

老年人功能性便秘可用松子仁调理

　　老年人是功能性便秘的高发人群，常与多种老年疾病伴发，如糖尿病、高血压、脑卒中等。尤其患病后长期卧床、活动减少、肠蠕动减慢，更易发生便秘。功能性便秘在中医学多属于"便秘""便闭""秘结"等范畴。

　　在此向您推荐一款食疗品：松子仁。

　　松子仁　为松科植物红松的种子仁，又称松子、海松子等。松子仁归大肠、肺经，味美可口，来源丰富，极易为患者所接受，具有滋阴润燥、滑肠通便的功效，有"长寿果"之称。现代研究证明，松子仁中含有丰富的脂肪、棕榈碱、挥发油等营养物质，可以润滑肠道、防治便秘，而且无毒副作用，倍受医家、营养学者所推崇。

28

星期五

农历
四月十七

中医理论认为，功能性便秘的病位主要在大肠，又与肺、
肝、肾等脏腑关系密切。其基本病理为肠燥津亏、传导
功能失常而发生便秘。

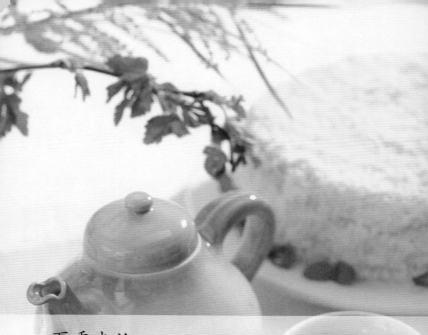

夏季来临
当心红眼病来袭

急性结膜炎俗称"红眼病"，相当于中医的"天行赤眼"病。本病为季节性传染病，多发生在夏季，系由感风邪热毒，侵袭人体眼部引起的，具有发病急、传播快、流行广、传染性强的特点。现代医学认为是由病毒感染引起的一种急性传染病。

金银花，又名二花，初开为白色，后转为黄色，因此得名金银花。自古被誉为清热解毒的良药。现代医学研究证明，金银花对细菌和病毒有较强的抑制力，还有增强免疫力、护肝、抗肿瘤、消炎、解热等作用。因此，夏季来临多喝金银花茶可以预防红眼病。

29

星期六

农历
四月十八

"天行赤眼者,一人害眼传于一家,不论大小皆传一遍。"
——《银海精微》

近视度数低就是假近视吗?

很多家长认为,小孩近视度数低就是假性近视,不需要戴眼镜,这中间其实有一些误区,低度数的近视,有可能是假性近视,但是真性近视比较多。

假性近视是指眼球在调节状态下,呈现近视状态,但在扩瞳验光时,屈光状态在 ±0.50DS 范围内。那么,如何区别真假性近视呢?

要想区别是假性近视还是真性近视,必须使用扩瞳药物,扩瞳的主要目的其实是麻痹睫状肌,让睫状肌充分松弛,以排除因为睫状肌痉挛导致的假性近视。如果在充分扩瞳后验光,还有超过 50 度的近视,这便是真性近视,根据具体情况就需要佩戴眼镜。

比如在小瞳下验光是 200 度近视,若扩瞳验光后度数为 ±0.50DS,那就是假性近视;如果扩瞳验光后度数为 −1.00DS,那就有 100 度的假性近视、100 度的真性近视;如果扩瞳验光后是 −2.00DS,那这 200 度都是真性近视。

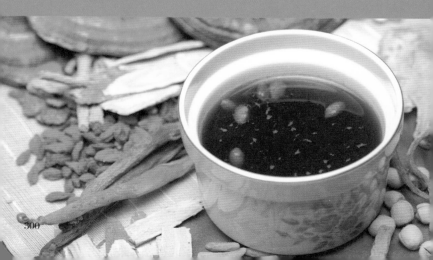

30

星期日

农历
四月十九

保护视力，正确区分真假近视。

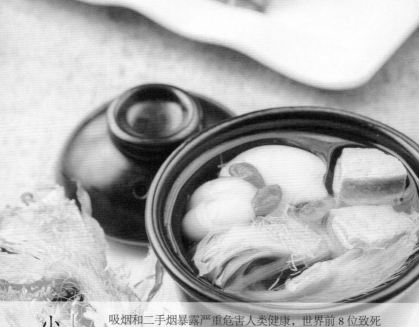

吸烟和二手烟暴露严重危害人类健康，世界前8位致死疾病中有6种疾病（缺血性心脏病、脑血管病、下呼吸道感染、慢性阻塞性肺疾病、结核和肺癌）与吸烟有关。目前，公众对吸烟和二手烟暴露危害的认识严重不足。

各年龄段戒烟均有益处，而且早戒比晚戒好，戒比不戒好。无论何时戒烟，戒烟后均可赢得更长的预期寿命，戒烟还能够有效阻止或延缓吸烟相关疾病的发生。

川贝雪梨猪肺汤

取猪肺120克，洗净切片，放开水中煮5分钟，再用冷水洗净。将川贝9克洗净打碎，雪梨洗净，去梨心，连皮切块。各种材料全部放入沸水锅内，文火煮2小时，调味后服食。

小小一支烟　危害万千

31
星期一

农历
四月二十

世界无烟日

吸烟可能引发肺、喉、胃、膀胱、结肠、口腔和食道等
部位的肿瘤，以及慢性阻塞性肺疾病、缺血性心脏病、
脑卒中、流产、早产、阳痿等疾病。

青蒜炝咸肉

主料 青蒜250克，胡萝卜半根，咸肉100克。

调料 料酒、葱姜、胡椒粉各适量。

做法

① 咸肉洗净，切小块，用开水泡10分钟，沥干水分，加料酒、葱姜隔水蒸熟。

② 青蒜切斜刀，胡萝卜切丝。

③ 将蒸好的咸肉连同蒸出的猪油一同入锅，大火烧开。

④ 青蒜、胡萝卜一同入锅，无须放油和盐，加少许胡椒粉，爆火炝熟，即可出锅装盘。

此道青蒜炝咸肉，采取无油烹饪的做法，加入味道鲜美的咸肉和富含胡萝卜素的胡萝卜共同炝炒，菜品营养丰富、味道香浓，青蒜爽口、咸肉味美、开胃下饭，适合各类人群食用。

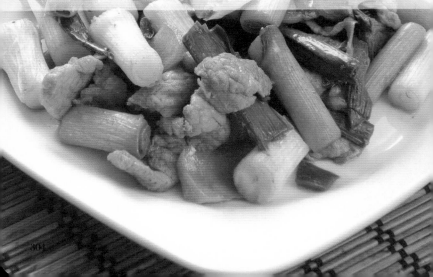

2021 年
6 月

1

星期二

农历
四月廿一

儿童节

中医认为，青蒜性温，味辛，入脾、胃、肺经，具有醒脾气、消谷食、行滞气、暖脾胃、消症积、解毒之功效。青蒜中含有蛋白质、胡萝卜素、硫胺素、核黄素、辣素等营养成分，对于心脑血管有一定的保护作用。

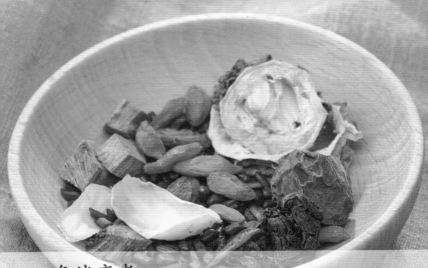

备战高考
健康饮食胜过各种补品

一年一度的高考又将临近，在最后的冲刺复习阶段，孩子们的脑力消耗巨大，为此家长们往往买来一大堆补品、保健品为孩子进补。

青少年正处于生长旺盛的发育阶段，不需要像中老年人那样补充各种补气之类的补品，如果没有专业人员指导，补错了反而引起麻烦。

在此为您推荐备考饮食小贴士。

① 保证高质量的早餐。鸡蛋、牛奶等都要摄入，主食可吃面包、花卷等体积小、热量高的食物。

② 午餐要保证 150 ~ 200 克主食、50 克瘦肉、50 克鱼、200 克豆制品、蔬菜等。还可喝点鸡汤、鱼汤等易消化的淡汤。

③ 晚餐可吃汤面、馄饨等易消化的食物，香菇、黑木耳等也可适量加食。睡觉前还可以喝杯牛奶补充营养，有助睡眠。

2

星期三

农历
四月廿二

备考期间饮食要以清淡、好消化为主。

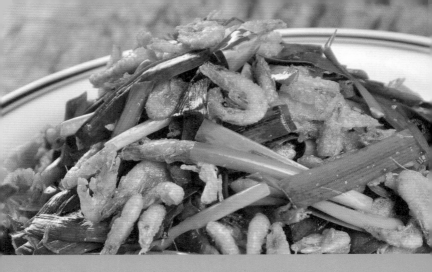

初夏河虾鲜 入菜美味又补身

芽笋蚕豆炝小虾

主料 芽笋 200 克，蚕豆 150 克，河虾 150 克。

调料 料酒、盐、豉油、葱姜、胡椒粉各适量。

做法

① 芽笋去壳切薄片，用开水焯一遍，沥干水分。

② 河虾用料酒、盐、豉油、葱姜腌渍入味。

③ 锅内放食用油，先将河虾爆炒至变红，八分熟出锅。

④ 将芽笋片、蚕豆入锅煸炒片刻，加入河虾、盐、豉油、胡椒粉一同翻炒至汤汁收干，即可出锅装盘。

功效 此道菜加入富含微量元素的芽笋和植物蛋白含量较高的蚕豆一同烹饪，菜肴营养丰富、口感鲜香，芽笋脆爽，蚕豆绵糯，河虾鲜嫩，适合各类人群食用，尤其是"三高"人群。

3

星期四

农历
四月廿三

中医认为，河虾味甘，性温，归肝、肾经。具有补肾壮
阳、通乳抗毒之功效。对肾虚、乳汁不通、筋骨疼痛、
手足抽搐、全身瘙痒、皮肤溃疡、身体虚弱和神经衰弱
等有一定的食疗作用。河虾入馔、煲汤、炒食皆鲜美。

针灸疗法之灸法

　　灸法是将艾绒或其他药物点燃后直接或间接烧灼、温熨体表的腧穴或患处，借灸火的温和热力及药物作用，通过经络的传导以温通经脉、调和气血、协调阴阳、扶正祛邪，从而治病疗疾、防病保健、养生美容的自然疗法。灸法主要适用于脾肾阳虚、气血亏虚引起的慢性虚弱性疾病及风、寒、湿邪外感为患的疾病。同时，艾灸具有较强的防病保健功效。

4

星期五

农历
四月廿四

"针所不为，灸之所宜。"——《黄帝内经·灵枢·官能》
"药之不及，针之不到，必须灸之。"——《医学入门》

芒种

洗个药浴澡痱子不见了

芒种时节，气候炎热，雨水增多，空气中的湿度增加，如果出汗过多又不能及时蒸发，致使毛孔堵塞，体内的汗液无法通畅地排出，就会引起痱子，多见于婴幼儿。

芒种时节，应勤洗澡换衣并及时擦干，以保持皮肤的清洁干燥，尽量着透气性好、样式宽松的全棉衣服，可以用中药洗浴防治痱子。

药浴澡配方

用金银花 50 克，败酱草 100 克，鱼腥草 100 克，野菊花 100 克，马齿苋 100 克，芒硝 30 克，冰片 10 克，加水至 5000 毫升，大火煮沸后换小火再煎煮 20 分钟，滤出药液放温后洗浴全身。

该方有清热燥湿、解毒止痒之效，不仅能治疗痱子，更能防止痱子的发生。若洗浴后皮肤出现瘙痒、红斑，请停止使用，皮肤有破溃者慎用。

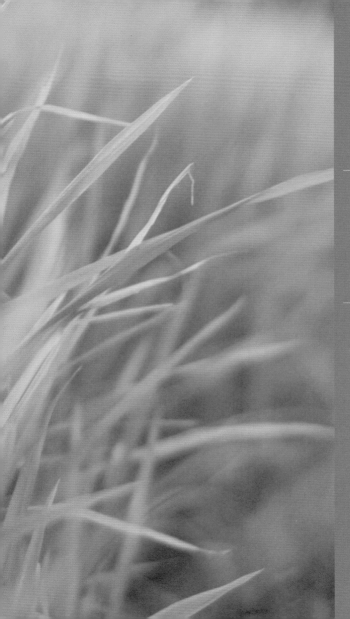

2021 年

6 月

5

星期六

农历
四月廿五

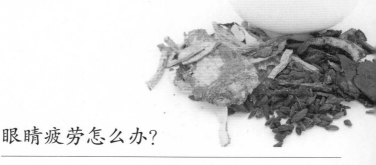

眼睛疲劳怎么办?

很多人喜欢一直盯着手机或者电脑,不管是白天还是夜晚都是"机不离手",所以,眼睛出现疲劳是正常的现象。如果眼睛持续疲劳,迟早会出健康问题。因此,当您感觉眼睛很疲劳时,可选用这几种方法缓解疲劳。

快速缓解眼睛疲劳的方法

眨眼睛 眨眼睛很重要,因为它可以给眼睛提供水分以防止眼睛发痒或干涩。

调节室内光线 确保在光线充足的房间使用手机或电脑,舒适的光线对预防眼疲劳很有必要,还有助于减压。

调整手机(电脑)亮度和对比度 进入手机(电脑)显示设置,做些必要的调整。

注意休息 不要长时间盯着手机(电脑)看,也不要几个小时坐着一动不动,每隔半小时,应放松一下。

移动显示器 如果电脑屏幕是局限于一个狭小空间的角落里,试着将显示器移到一个目光离开显示器就可以遥望的区域。

6

星期日

农历
四月廿六

全国爱眼日

平时多进行一些户外运动，促进血液循环的同时，远眺
可以帮助放松眼部肌肉，保护视力。

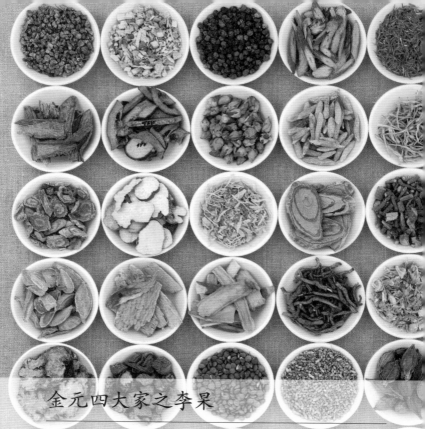

金元四大家之李杲

　　李杲（1180—1251），字明之，号东垣老人，是著名医学家张元素的高徒。他发扬了张氏脏腑辨证之长，区分了外感与内伤。他认为"人以胃气为本""内伤脾胃，百病由生"，首创内伤学说理论，代表作是《脾胃论》。他采取了一套以"调理脾胃""升举清阳"为主的治疗方法，世称"补土派"。所创的不少著名方剂，如升阳益胃汤、补中益气汤（丸）、调中益气汤等为后世广泛应用。

7

星期一

农历
四月廿七

金元四大家指金元时期（1115—1368）的刘完素、张
从正、李杲、朱震亨四位著名医学家，此四人代表了
四个不同的学派。

运动养生 重在养阳

随着芒种的到来，气候已经变得相当炎热。

① 芒种时节，建议大家多游泳，一方面游泳有助于汗液的进一步排放，促进阳气的生发，降低人体温度；另一方面游泳属于有氧游动，可以增强人体的体质；再者游泳时可以减轻重力对人的影响，对颈、腰椎疾病的预防都有良好的作用。

② 芒种时节，因天气炎热，人体毛孔张开，此时若过度贪凉，会导致寒邪侵袭人体，故芒种时节应避免运动后对着空调、电扇猛吹，要擦干汗液，注意局部的保暖。

③ 芒种时节，随着汗液的大量流失，阳气亦会有所流失，故应在运动后及时补充水分，维持体液的稳定、阴阳的平和。

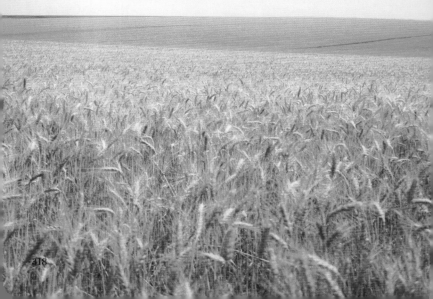

8

农历
四月廿八

中医讲，智者之养生也，必顺四时而适寒暑，所以在芒
种时节应注重阳气的生发。

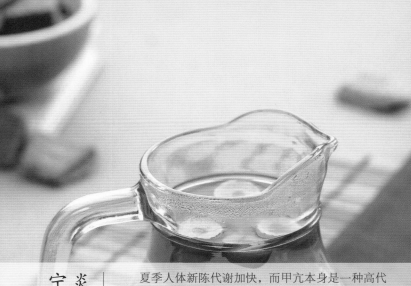

夏季人体新陈代谢加快，而甲亢本身是一种高代谢疾病，加之炎热，情绪容易波动、心神不宁、出汗增加，因此甲亢在夏季容易发作、复发或加重。

甲亢常表现为心肝火旺，夏季一定不要轻易停药或减量，同时配合宁心、调肝、清火、敛汗茶饮，可以很好地防止甲亢的加重或复发。

莲子平亢茶

材料 莲子 30 克，夏枯草 30 克，五味子 10 克，百合 10 克。

做法 将莲子、五味子捣碎，选择合适的砂锅，倒入清水适量，浸泡 30 分钟。先煎煮捣碎的莲子和五味子，15 分钟后放入夏枯草、百合，再煎煮 15 分钟，取汁代茶饮。

9

农历
四月廿九

夏季酷暑难耐，烈日灼心，容易"热"出甲亢。《黄帝
内经·素问》云："心者，君主之官也，神明出焉。"

五味枸杞饮

炎热的夏天会让我们大汗淋漓，元气大伤，肾气不足，五味枸杞饮可以滋阴敛汗、生津止渴。

材料　酸炙五味子 50 克，枸杞 50 克，白糖或冰糖适量。

做法　将五味子、枸杞切碎，放入 500 毫升的保温瓶内，用沸水浸泡三日，以代茶饮。

五味子酸涩而温，能补元气不足，收耗散之气，为敛肺止汗、滋肾涩精、明目要药；枸杞甘润，长于滋养肾精，养血而明目。两者配合，尤能敛肺滋肾，特别适合肺肾虚弱的患者。

10

星期四

农历
五月初一

原方用于治"注夏虚病"，对老年或平素肺肾气虚的人，夏天表现神疲、多汗、口渴、食欲不振、消瘦者，或喘者较为适宜。肝肾不足、视物昏花者长服此饮，有滋肾养肝、明目的功效。

夏季清热泻火茶

夏季天气炎热，在此为您推荐两款清热泻火茶。

薄荷凉茶

薄荷芳香质轻，善走上焦头目，疏风散热。其性辛凉，辛以发散，可透郁热外达；凉以清热，可清利头目。

薄荷叶、甘草每次各取6克，加水1000毫升左右，煮沸5分钟后，放入白糖搅匀。常饮此凉茶可提神醒脑。

陈皮茶

陈皮辛苦而温，其性辛香走窜，主入脾、肺二经，能醒脾和胃、行气消胀、燥湿化痰。对于湿阻气滞之食少、腹胀、呕恶、咳嗽痰多等尤为适宜。

取干橘子皮10克洗净，撕成小块，放入茶杯中，用开水冲泡，盖上杯盖闷10分钟左右，然后去渣，放入少量白糖。稍凉后，放入冰箱中冰镇一下更好。常饮此茶，既能消暑又能止咳、化痰、健胃。

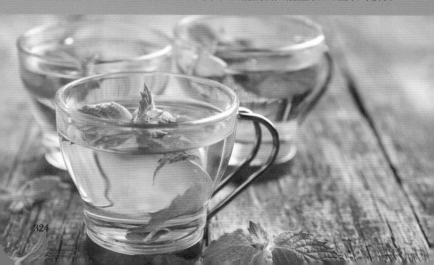

11

星期五

农历
五月初二

《黄帝内经》云："天暑下迫，地湿上蒸"，夏季易感
暑湿之邪。热邪易迫津外泄，湿邪易困阻脾土，影响脾
之运化。

六仙止渴饮

糖尿病初起以燥热为主，病程较长者则阴虚与燥热互见，日久则以阴虚为主。在坚持"五驾马车"综合管理的同时，要充分发挥食疗养生的作用，运用一些养阴清热、生津止渴之品，能协助降低血糖，改善临床症状。

六仙止渴饮

材料 葛根 15 克，麦冬 10 克，黄芪 10 克，山药 20 克，乌梅 15 克，天花粉 15 克。

做法 先将材料洗净，加水适量，浸泡 30 分钟，放入砂锅，大火煎煮 20 分钟，文火再煎煮 10 分钟，取汁代茶饮。

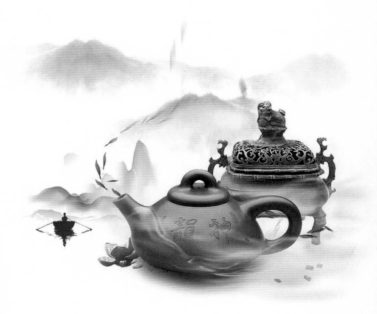

12

星期六

农历
五月初三

《诸病源候论》云:"夫消渴者,渴不止,小便多是也。"
糖尿病主要是由于阴津亏损、燥热偏盛、肺不布津、胃
火炽盛、虚火内生,故表现为多饮、多食、多尿、体重
下降。

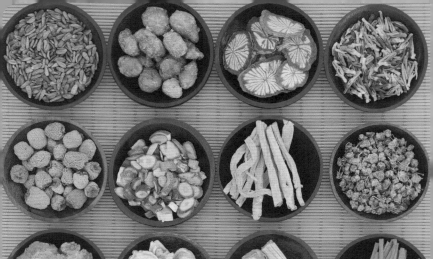

痰湿质 体胖中满型
宜健脾化痰

体质特征 痰湿体质的人表现为形体肥胖、腹部肥满松软,面部皮肤油脂较多、多汗且黏,痰多、口黏腻或甜,喜食肥甘甜黏,面色淡黄而暗、眼胞微浮,身重不爽、易困倦。

养生策略 饮食宜清淡,居住忌潮湿,运动宜渐进。

运动养生 坚持体育锻炼,如散步、慢跑、球类、游泳、八段锦、五禽戏。气功以强壮功、保健功、动桩功为宜。

饮食应以润肺祛痰、健脾祛湿为原则。少吃肥甘厚味及甜、黏、油腻的食物。酒类也不易多饮,切不要吃得过饱。多食一些清淡,具有健脾利湿、宣肺化痰、通利三焦的食物。

推荐食材 白萝卜、冬瓜、荸荠、紫菜、海蜇、洋葱、枇杷、白果、大枣、扁豆、西瓜、薏苡仁、赤小豆、蚕豆、包菜等。

13

星期日

农历
五月初四

痰湿是指体内的水液、津液代谢失调，而使之积聚、停留的一种现象。

端午节前后的黄鳝，圆肥丰满、肉嫩鲜美。现代医学研究表明，黄鳝蛋白质含量比鲤鱼、黄鱼高 1 倍以上，并含有多种矿物质和维生素。

黄鳝味甘，性温，具有补中益气、补肝脾、除风湿、强筋骨等作用。

小贴士

① 黄鳝体内含组氨酸较多，味道鲜美，而黄鳝死后体内的组氨酸会转变为有毒物质，故黄鳝宜现杀现烹。

② 黄鳝体内，有一种叫颌口线虫的囊蚴寄生虫。如果爆炒鳝鱼丝或鳝鱼片时未烧熟煮透，这种寄生虫就不会被杀死，所以未熟透的鳝鱼不宜食用。

③ 黄鳝属于高嘌呤的食物，高尿酸痛风的病人最好不要食用。

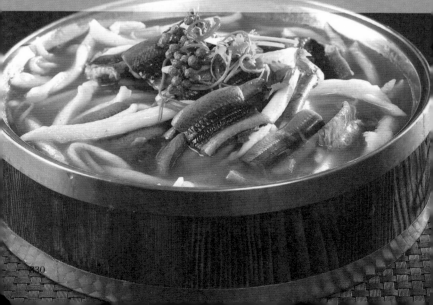

14

星期一

农历
五月初五

端午节

黄鳝还可降低血液中胆固醇的浓度，防治动脉粥样硬化引起的心血管疾病，对食积不消引起的腹泻也有较好的作用。因此民谚有"夏吃一条鳝，冬吃一枝参"的说法。

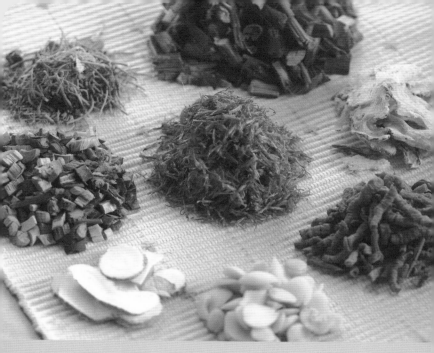

端午泡药澡 蚊虫不叮咬

　　端午之后湿热渐盛，各种真菌、细菌大量繁殖，人体湿热出汗，空气中的过敏原增多，蚊虫活跃，日照增强，各种皮炎、湿疹、手足癣、荨麻疹、白癜风等皮肤类疾病开始多发。用解热清暑的中药煎水洗澡，可以预防这些皮肤病。在一定程度上还能起到预防感冒、防止蚊虫叮咬的作用。在此为您推荐一款老少咸宜的清热燥湿、解毒止痒药浴方。

　　白鲜皮30克，黄檗30克，大黄30克，苦参30克，马齿苋50克，地肤子30克，蛇床子30克，芒硝30克。以上药材一同煎汁放至温热，再行洗浴。患皮肤病者或皮肤有破溃者在医生指导下进行药浴。

15
星期二

农历
五月初六

夏季多泡药澡，可有效预防感冒，防止蚊虫叮咬。

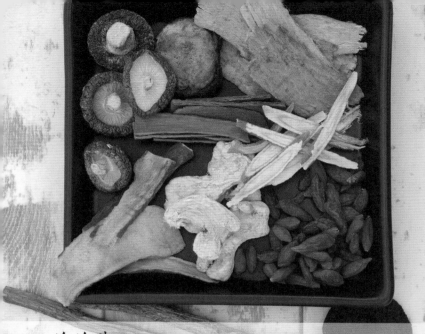

泡泡脚
强身健体效果好

　　足浴是运用中医原理集治疗保健为一体的无创伤自然疗法。人体各器官均在脚部有特定的反射区，通过对脚部的刺激，能激发人体潜在的功能，调整身体失衡的状态，达到防病治病的目的。

　　对于口服中药困难的小朋友，将中药煎煮后滤渣取液，调至适当温度，浸泡双脚，同样可以起到治疗的效果。比如反复发热的患儿，运用中药方足浴，不但能够快速降低体温，降低临床使用退热药物的频率，减少体温复升的机会，还能调节脏腑功能，标本兼治。在医护人员指导下结合穴位按摩，可取得更好的效果。

16
星期三

农历
五月初七

"晨起皮包水,睡前水包皮,健康又长寿,百岁不称奇。"
足浴是深受大众认可的一种保健养生方法。

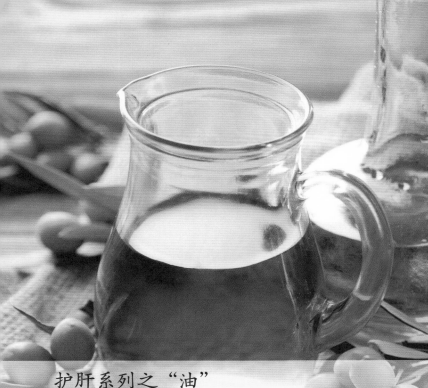

护肝系列之"油"

　　中国百姓几千年来，历经农耕文明，长期以食用五谷、蔬菜为主，为了维持饮食结构的平衡，常食用动物油脂——猪油。如今，人们多以快餐食品、油炸类、肉食等食物为主，破坏了"五谷为养、五畜为益"的健康饮食结构，使得肥胖、脂肪肝、高血脂等疾病人群大量增多。

　　对于慢性肝病或体重超重的人群来说，食用油宜选择含不饱和脂肪酸为主的植物油，如亚麻油、橄榄油、山茶油等。油量应控制在每天不超过 25 克（相当于瓷勺 2.5 勺），油的种类应经常更换。

2021 年
6 月

17

星期四

农历
五月初八

《本草纲目》记载，茶籽油性寒凉，味甘、平，有润肠
通便、清热化湿、润肺祛痰、利头目的功效。

每天灸一灸 减肥更轻松

夏天阳气旺盛，人体阳气也达到四季高峰，尤其是三伏天，肌肤腠理开泄，艾灸会很容易由皮肤渗入穴位经络。肥胖人群大多是阳虚、气虚体质，更适合进行艾灸疗法。夏天又正好是自然界阳气最重的时候，两者的阳热合在一起，温补的作用更强。

无论男性还是女性，腹部脂肪容易聚集，出现"大腹便便"的状况，都可以艾灸腹部的关元穴和气海穴，以达到减肥的效果。

关元穴位于肚脐下正中 4 个手指并拢的距离，关元穴和肚脐之间正好一半的地方就是气海穴。每次艾灸 30 分钟以内或以腹部温热感为度，防止灼伤。

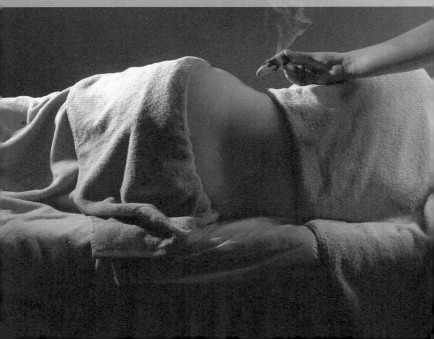

18

星期五

农历
五月初九

艾叶是温性的，属于纯阳之物，能够温通经络、祛除寒湿、补益人体阳气。

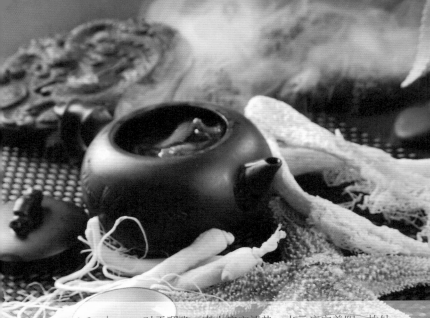

慢性咽炎惹人烦 两剂药茶解困难

对于咽炎，真火症宜清热，水亏症宜养阴。故针对不同症状辨证提出两剂中药代茶饮防治咽炎。

清热 金银花、菊花、胖大海等，具有清热、解毒、利咽的功效。

养阴 枸杞、麦冬、菊花等，具有养阴、生津、利咽的功效。

小贴士

中药代茶饮是一种传统的中医剂型，指用中草药与茶叶配用，或以中草药代茶冲泡、煎煮，然后像茶一样饮用。其以驱邪治病、防病保健为宗旨，具有方便、有效、廉价、适用性广的优点，宜长期服用，对养生保健、防病治病发挥了重要作用。

19

星期六

农历
五月初十

咽炎中医称为喉痹,《景岳全书》云:"喉痹一症,虽多由火,
而复有非火症也,不可不详察也。盖火有真假,凡实火
可清者,即真火症也;虚火不宜清者,即水亏症也。"

盛夏又称仲夏，夏季的第二个月，天气最为炎热，人体津液消耗较多。绿茶甘苦而寒，能生津止渴、消暑降温；含有茶多酚类物质，能刺激口腔黏膜，促使口内生津；富含氨基酸、维生素及矿物质等，能增补体力，加强营养。

生津止渴饮——莲心橄榄绿茶

材料　绿茶 2 克，青橄榄 2 枚，莲子心 3 克。

做法　将青橄榄表皮轻轻剖开，入杯中，再放入茶叶与莲子心，用沸水泡饮。

本品滋味醇厚而清苦，汤色碧绿照人，是盛夏祛暑的保健佳品。

【注意】体虚及体寒的人不宜饮用，晚上不宜饮用，且不宜长期饮用。盛夏季节饮热茶可消暑解渴，清热凉身。热茶能促进汗腺分泌，使大量水分通过皮肤表面的毛孔渗出体外，散发热量。

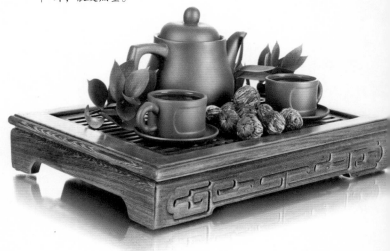

20

星期日

农历
五月十一

夏季宜饮绿茶，多饮酸味以固表，多食苦味以清心。

夏至

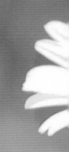

夏至养生 宜调息静心

《黄帝内经·素问·四气调神大论》云："夏三月，此谓蕃秀。天地气交，万物华实。夜卧早起，无厌于日……此夏气之应，养长之道也。"从这一天起，昼长夜短，阳气旺盛，养生也需要顺应阳盛于外的特点，以养阳气生长。

① 夜卧早起，适应自然界阳气的变化，保持日出而作、日落而息的规律节奏，保持精力旺盛。

② 不宜长时间处于空调房中，适量运动出汗，使意气舒展，促进体内阳气生发；同时，可在室内进行八段锦、太极拳等中医传统功法锻炼，达到天人相应，生发阳气。

③ 民谚中有说"冬至饺子夏至面"，面粉中含有丰富的维生素 B_1、维生素 B_2、维生素 B_3 及钙、铁、磷等微量元素和充足的碳水化合物，适宜在代谢旺盛的夏至食用。

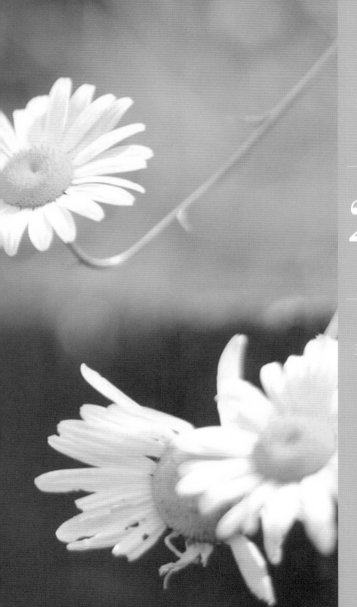

2021 年
6 月

21
星期一

农历
五月十二

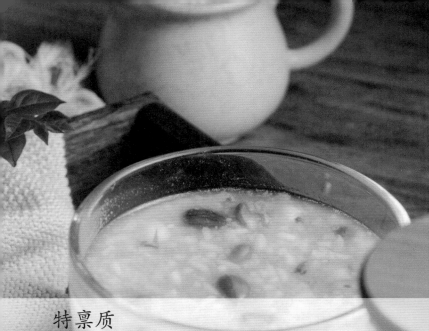

特禀质
易感过敏型 宜益气固表

体质特征 特禀质是先天失常，以生理缺陷、过敏反应等为主要特征。

饮食起居 中医认为过敏多由气虚、卫外不固引起，因此饮食宜清淡，多食益气固表的食物。少食荞麦（含致敏物质荞麦荧光素）、蚕豆、白扁豆、牛肉、鹅肉、鲤鱼、虾、蟹、茄子、酒、辣椒、浓茶、咖啡等辛辣之品、腥膻发物及含致敏物质的食物。

保持室内清洁，被褥、床单要经常洗晒；室内装修后不宜立即搬进居住，要通风一段时间；春季花粉比较多，尽量减少室外活动，不宜养宠物。

22

星期二

农历
五月十三

养生策略 饮食宜固表，起居防过敏，适当锻炼，增强
体质。

护肝系列之"柴"

　　柴与火的使用与饮食息息相关，做饭用的火，从健康角度讲并不是火越旺、火力越强越好，不同的"柴""火"做出的饭菜味道会不一样，如选用慢火煨出来的汤会更鲜香味美。从现代营养学角度来看，用烹、煮、蒸等做出的饭菜最为健康，营养元素流失少，所以我们尽量少用爆、炒、煎、烤的方式制作饭菜。

　　日常生活中应谨慎使用大热量的烹饪方式，中医学认为大热量容易造成阴液的损耗，慢性肝病人群常多有"热"的表现，日常生活中尽量不要使用油炸、煎、烤、爆等火力猛烈的烹饪方式，这种烹饪方式无疑是火上浇油的表现，与临床中医嘱此类人群宜清淡、易消化饮食方式是一致的。

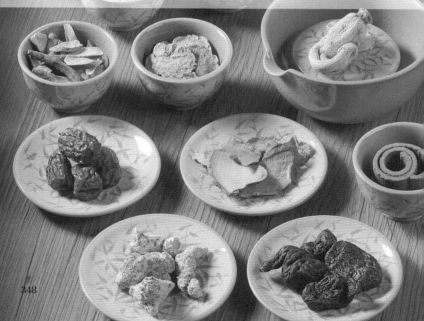

23

星期三

农历
五月十四

古代所说的"柴"，在如今已变成了天然气、煤气、电
磁炉、微波炉等各种"柴"。

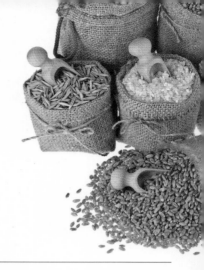

护肝系列之"米"

五谷，作为生活不可缺少的一种主食，还具有健脾和胃、养颜美容、补肾的功效。

粳米　日常用来做米饭的普通大米就称粳米。肝病患者宜用粳米来煮粥养生，粳米粥最上一层粥油能够补液填精，对滋养人体的阴液和肾精大有裨益，最适宜久病、重病之后的恢复调理。

糙米　就是将带壳的稻米在碾磨过程中去除粗糠外壳而保留胚芽和内皮的"浅黄米"。糙米能降低胆固醇，适合脂肪肝、肥胖人群食用。

小米　富含蛋白质、维生素 E 和维生素 B，是护肝首选之米，护肝的同时还能够保护胃黏膜，但由于小米性稍偏凉，气滞者和体质偏虚寒者不宜过多食用。

薏苡仁　被誉为"世界禾本植物之王"，具有利水渗湿、健脾止泻、清热解毒、抗肿瘤的作用。适用于偏重湿热，急、慢性黄疸型肝炎发作和肝硬化腹水，水肿患者的主食（熬粥）和煲汤用材。

24

星期四

农历
五月十五

《黄帝内经·素问》云："浆粥入胃，则虚者活"，是
说五谷之米熬制的粥，可以顾护胃气，恢复人体正气。

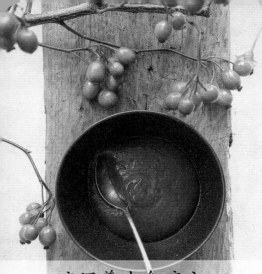

痰湿养生食疗方

白萝卜鲫鱼汤

材料 鲫鱼两条，白萝卜 500 克，生姜 3 片。

做法

① 鲫鱼清洗干净后在鱼身上划几刀，抹一点盐挂起来控水。

② 白萝卜切丝，姜葱切碎，适量料酒备用。

③ 热油下锅，鱼两面煎一下，加开水放入白萝卜丝煮 5 分钟。

④ 煮至汤浓白不腥即可起锅。

该方具有化痰消食、清热利水的功效。

陈皮荷叶茶

陈皮荷叶茶详细配比并无严格要求，常用荷叶 12 克，陈皮 3 克，煮 10 分钟即可，当茶饮。

该茶方具有清暑利湿、生发清阳、化痰消食的功效。

25
星期五

农历
五月十六

痰湿是指体内的水液、津液代谢失调，而使之积聚、停
留的一种现象。

防止眼睛疲劳的水果

香蕉

香蕉能护眼，首先和其富含钾有关；其次，香蕉中含有大量的胡萝卜素。当人体摄入过多的盐分时，会导致细胞中存留大量的水分，这样可引起眼睛红肿，而香蕉中的钾可帮助人体排出这些多余的盐分，让身体达到钾、钠平衡，缓解眼睛的不适症状。所以，用眼过度时就吃根香蕉，这样可通过饮食增加营养、改善视力，并能对眼睛干涩、疼痛等症状起到一定的缓解作用。

火龙果

火龙果的果皮有维生素 E 和一种更为特殊的成分——花青素。花青素在葡萄皮、红甜菜等减肥果蔬中都含有，但以火龙果实中的花青素含量最高。它们都具有抗氧化、抗自由基、抗衰老的作用，还有提高对脑细胞变性的预防，起到抑制痴呆的作用。

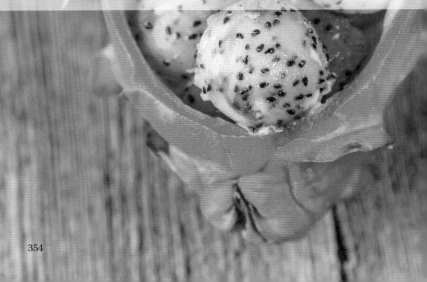

26
星期六

农历
五月十七

类胡萝卜素能促进眼睛中视紫质的生成，减少暗视野中
出现强光对眼睛的损害。

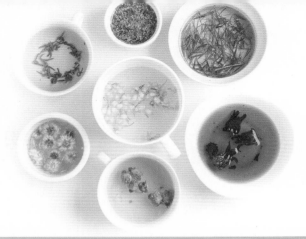

清凉饮品解酷暑

夏季骄阳似火、酷暑蒸灼、高温燥热。中医认为"心与夏气相通应",心的阳气在夏季最为旺盛,所以夏季更要注意心脏的养生保健。

三子饮

莲子、扁豆、薏苡仁各30克,加水慢炖30分钟后即饮。莲子补脾止泻、益肾涩清、养心安神;扁豆健脾化湿、消暑清热、解毒消肿;薏苡仁利水渗湿、健脾止泻。三者皆为夏日清凉解暑之佳品,但偏寒性体质者不宜饮用。

夏桑菊饮

夏枯草10克、桑叶8克、菊花5克,加水大火烧开,待凉即可饮用。夏枯草清火明目、散结消肿;桑叶疏散风热、清肺润燥、清肝明目;菊花散风清热、平肝明目。夏桑菊饮可用于缓解风热感冒、头痛眩晕、目赤肿痛、眼目昏花等,为清凉温和的凉茶饮品,但虚寒体质的人不适合长期饮用。

农历
五月十八

"万物皆生于春、长于夏、收于秋、藏于冬,人亦应之。"
——《黄帝内经·素问》

夏季清热养生茶

夏季天气炎热"喝冷饮"冰水，只能图一时之快，弊多于利。此时饮杯养生茶，则可清热降火、解暑降温。

菊花龙井茶

菊花 10 克，龙井茶 5 克，沸水冲饮。此茶可疏散风热、清肝明目。胃寒食少者不宜过量。

双花茶

金银花 15 克，白菊花 10 克，沸水冲饮。此茶可清热解毒、祛暑消炎。感冒重症恶寒甚者不宜饮用。

麦芽山楂茶

焦麦芽 50 克，焦山楂 15 克，煎汤服用。适用于食欲不振、便溏、小儿食积。哺乳期妇女不宜服用。

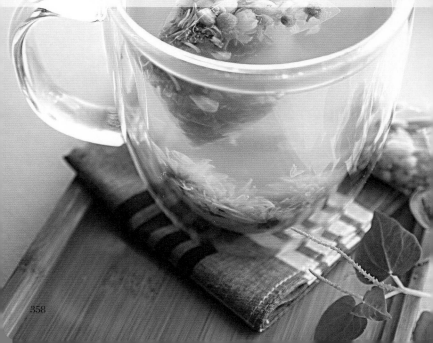

2021 年

6 月

28

星期一

农历
五月十九

入夏之后，天气逐渐变热，需以"凉"克之，"燥"以
"清"驱之。因此，夏季养生的关键在于"清"。

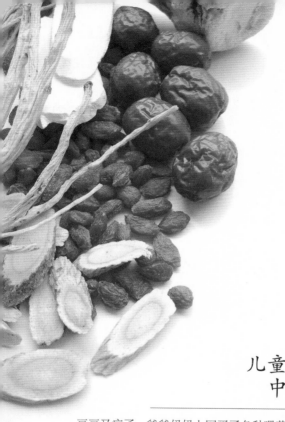

儿童给药新方法
中药保留灌肠

豆豆又病了，爸爸妈妈上网买了各种喂药器，每次喂药都是一场战役，家里大人齐上阵，可孩子还是不配合，好不容易喂进去的药没过一会又吐出来了。

儿童口服中药困难，可尝试保留灌肠，同样可以达到治疗效果。通过直肠给药，避免了消化酶对药物的影响和破坏作用，亦减轻药物对胃肠道的刺激，而药物吸收后能维持较长时间。中药灌肠具有价格低廉、使用方便、效果突出的优势。

29
星期二

选择中药灌肠给药途径治疗小儿外感发热，不仅可降低临床使用退热药物的频率，减少体温复升的机会，还能调节脏腑功能，标本兼治。

烦热酷暑不用怕
冬瓜麦冬安度夏

夏季暑热伤人，每至身热烦渴。冬瓜甘淡而凉，长于清热、解暑、除烦；黄连能清肠胃湿热，上泄心火以除烦；麦冬养阴生津，且能清心除烦。煮汤饮用，尤能清热解暑、除烦止渴。

冬瓜饮

冬瓜1000克去皮及籽，切块，加水适量，与麦冬30克，黄连6克同煮，食冬瓜，饮汤。

中医认为，肥胖之人多兼痰湿，而冬瓜能渗湿、化痰。《圣济总录》记载，本方治"消渴、口干，日夜饮水无度，浑身壮热"。由此可见，本方清热、除烦、止渴的功效非同一般。适用于夏天感暑热、身热汗出、心烦口渴、饮水不止、小便短少或大便泄泻者。

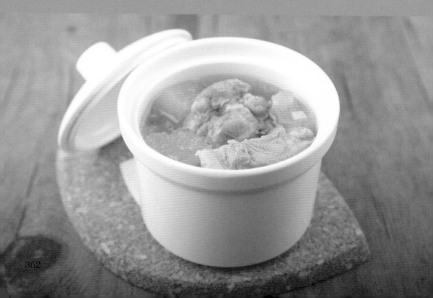

30

星期三

农历
五月廿一

唐代《食疗本草》记载："欲得体瘦轻健者，则可常食
之。"故肥胖症患者亦可服食冬瓜。

阴虚质
口干燥热型 宜滋阴填精

体质特征 属"阴虚火旺"型。表现为口燥咽干、手足心热、两颧发红、潮热盗汗、虚烦不眠、体形偏瘦、喜冷饮、大便干燥，耐冬不耐夏，性情急躁、外向好动、活泼。

养生策略 保障睡眠，避免熬夜，适当进补。

运动养生 只适合做中小强度间断性的身体锻炼，如太极拳、太极剑、八段锦、保健功等。锻炼时要控制出汗量，及时补充水分。皮肤干燥甚者，可多游泳，不宜洗桑拿。

饮食推荐 阴虚者主要是阴精不足，而肾主藏精，故阴虚者以肾阴虚居多，在饮食上应多食滋补肾阴的食物。在调养时以"养阴降火，滋阴润燥"为原则。

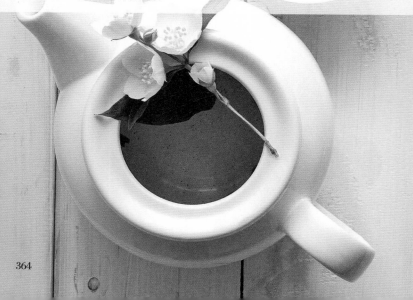

1

星期四

农历
五月廿二

建党节

阴虚体质者重在固摄肾阴。

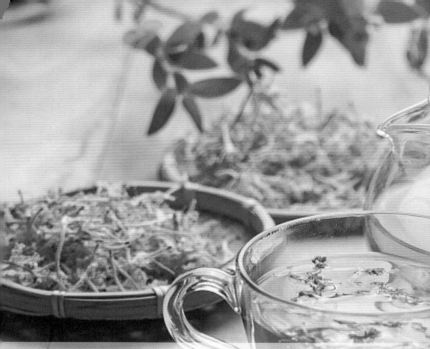

金银花露不是降火万能药

金银花露属于功能性饮料，且性寒，如果寒性体质的人得了风寒感冒，喝金银花露反而会雪上加霜。

小贴士

① 体质虚寒的婴幼儿，比如早产儿、低体重儿等，就算出现热症，能否服用金银花露，应听取医生的意见。

② 金银花露中所含的糖分是炎症催化剂，不宜长期大量饮用，长期饮用还会让小孩子对甜味形成依赖，食欲变差。

③ 患有高血压、心脏病、肝病、糖尿病、肾病等慢性病的患者及孕妇不宜服用金银花露。

2

星期五

农历
五月廿三

"金银花味甘，性寒，具有清热解毒、凉血化瘀之功效。"

——《神农本草经》

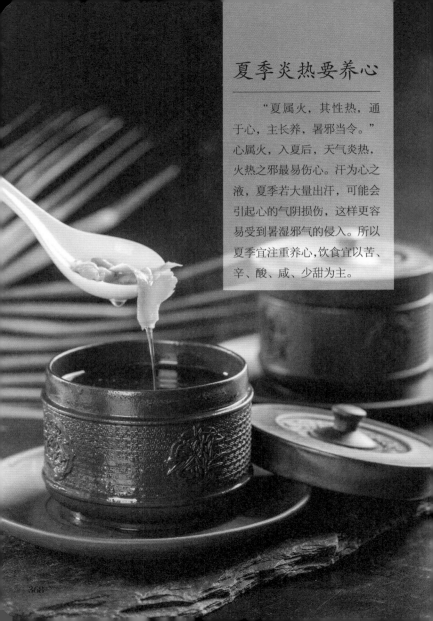

夏季炎热要养心

　　"夏属火，其性热，通于心，主长养，暑邪当令。"心属火，入夏后，天气炎热，火热之邪最易伤心。汗为心之液，夏季若大量出汗，可能会引起心的气阴损伤，这样更容易受到暑湿邪气的侵入。所以夏季宜注重养心，饮食宜以苦、辛、酸、咸、少甜为主。

3

星期六

农历
五月廿四

《黄帝内经·素问》云："夏三月，此为蕃秀，天地气交，万物华实。"阴历四至六月，是自然界最茂盛、华美的季节。

荷叶+山楂
减肥消脂顶呱呱

主料 荷叶 60 克，山楂 10 克，薏苡仁 10 克，橘皮 5 克。

步骤

① 将新鲜嫩荷叶、山楂、薏苡仁、橘皮洗净晒干，研为细末。

② 将细末放入开水瓶，冲入沸水，加塞，泡 30 分钟后即可饮用，水饮完后可再加开水冲泡。

用量 日用 1 剂，连续服用 3 ~ 4 个月。

功效 荷叶里有大量的纤维能促使大肠蠕动，有效地帮助大肠排出毒素。另外，荷叶中的芳香族化合物能有效溶解脂肪，化浊去腻，防止脂肪积滞体内。此方理气行水、化食导滞、降脂减肥。适用于痰气交阻、脾不健运所致的脂肪堆积、形体肥胖之证。

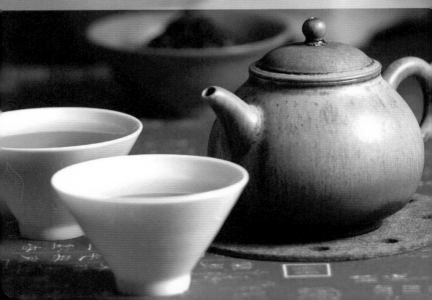

荷叶茶的药性是寒的，不宜过量饮用，女性月经期不宜
饮用，脾胃虚寒者、体瘦气血虚弱者慎用。

龟苓膏清热败火
过量食用反而有害健康

持续的高温天气下，人人都害怕"上火"。一碗口感润滑、苦中带甜的龟苓膏俨然成了败火的主力。龟苓膏有一定的清火作用，能预防热毒、暑热、阴虚的产生。有胃火、口臭、胃胀、大便干燥、面部皮疹、痤疮的人可以适量吃点。龟苓膏有养阴清热的效果，但不能过量食用，每天以 50～100 克为宜，过量食用不但起不到保健效果，反而会损害健康。

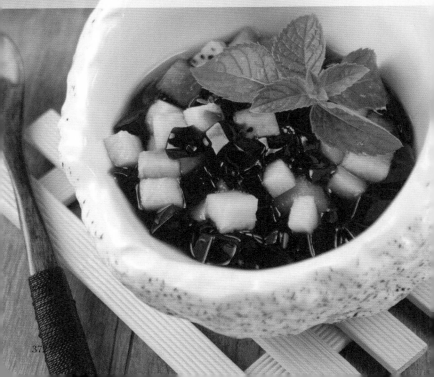

龟苓膏的主要成分是龟板和土茯苓两味药材。龟板清热
解毒，土茯苓去湿，有的还会加上生地、蒲公英、银花
等中药材增强药效。

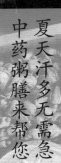

夏天汗多无需急中药粥膳来帮您

夏天气虚多汗，丢失水分较多，更适合选用汤膳或者粥膳。

中药可以选用党参、山药、茯苓、薏苡仁、白术等以益气、健脾、补肺；由于汗多伤阴，还可适当加用枸杞、麦冬、五味子等以滋阴、敛汗；食物可以选择鱼、乌鸡、鸭等。

【特别提醒】如果出现了汗多异常，首先还是应该到正规医院查明出汗的病因，如交感神经过度亢进所致的原发性多汗症、甲状腺功能亢进、精神疾病以及更年期的内分泌失调等，因为这些疾病往往不是几次药膳能够解决的。

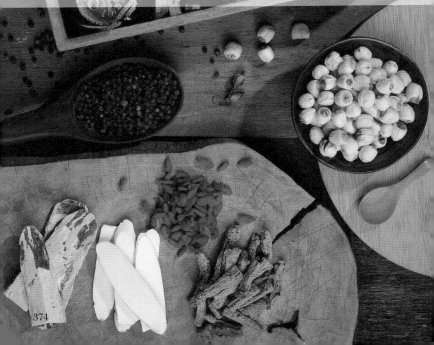

6

农历
五月廿七

安静状态或稍动即出汗增加，甚至汗出如珠、如雨，中医称之为自汗，是虚汗的一种，多由气虚、肌表不固所致。

小暑

夏日热感冒 推拿有秘方

历法中说："斗指辛为小暑，斯时天气已热，尚未达瘀极点，故名也。"从小暑开始，便是头伏，进入了一年中最为炎热的季节，应该顺应"春夏养阳"的原则，蓄养阳气。

高温天气，人们常待在空调房里，室内与外界温差较大，加上现代人工作压力较大，抵抗力较差，容易感冒。可利用推拿的方式防治感冒，具体方法：用左手或右手在后颈反复搓擦 30 次，然后搓擦大椎穴 30 次。后颈为足太阳膀胱经走行之处，根据伤寒六经传变的规律，太阳经是抵御外邪的第一道防线，所以搓擦后颈和大椎穴可防治感冒。

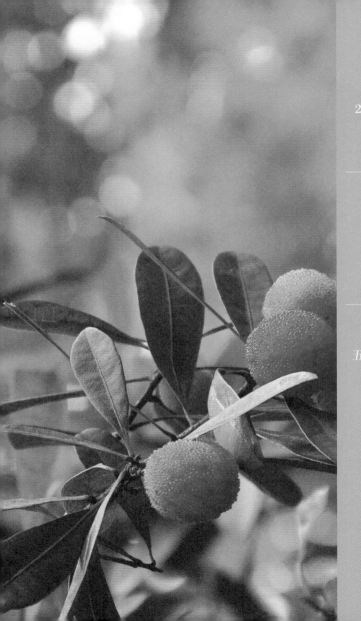

7

星期三

农历
五月廿八

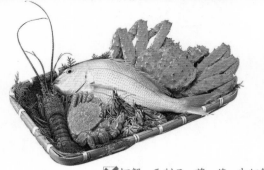

❌虾蟹、豆制品、葱、蒜、牛奶等
✅玉米油、橄榄油

过敏性紫癜的"禁""忌""限"

过敏性紫癜是以双下肢对称性出血性皮疹、关节痛、腹痛、肾炎为主要临床表现的疾病。

禁

皮肤出紫癜期间，患儿应禁食蛋白质类食物至少 1 个月，包括肉类、豆类。炒菜的油应使用玉米油、橄榄油等植物油，禁用动物油炒菜。

忌

忌过饱，以免增加胃肠负担，诱发胃肠道出血；忌可能引起过敏的食物，如牛奶、虾、蟹、牛肉、鸡肉、芽菜、葱、蒜等发物；忌食辛辣刺激、生冷的食物。

限

对于紫癜消退的小儿应限制摄入高蛋白食物，待病情稳定后，像婴儿添加辅食一样，由一种到多种，由少量到多量地添加蛋白质类食物，对于紫癜反复的小儿，应根据情况进行饮食调整。

8

星期四

农历
五月廿九

世界过敏性
疾病日

过敏性紫癜是儿童时期最常见的一种血管炎，多发于学
龄期儿童，常见发病年龄为 7 ~ 14 岁。

夏季一杯茶 减肥顶呱呱

现如今，减肥已经成为一种大众潮流。中医减肥利用中医辨证论治的原理，从调整内分泌入手，通过气血津液的作用来完成机体的统一，达到减肥的目的。同时，中药减肥还能起到滋补和保健的作用。

在此为您推荐降脂减肥茶，由荷叶、银杏叶、桑叶、黑茶各10克冲泡而成。荷叶清心解暑、散瘀止血，所含生物碱能降血脂，有效分解体内脂肪；银杏叶活血化瘀、化浊降脂，能帮助人体消除体内沉积脂肪；桑叶疏散风热、清肝明目，有抑制脂肪肝的形成、降低血清脂肪和抑制动脉粥样硬化形成的作用；黑茶为发酵茶，具有降压、降脂、降糖的功效。

降脂减肥茶是爱美女士夏季瘦身减肥、养生健体的理想选择，但也只起辅助作用，减肥还应科学合理，定期锻炼，合理饮食。

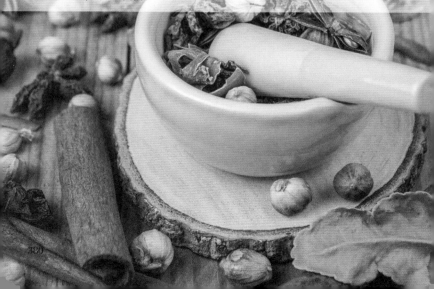

9

星期五

农历
五月三十

中医认为胖的根本原因是阴阳平衡失调。

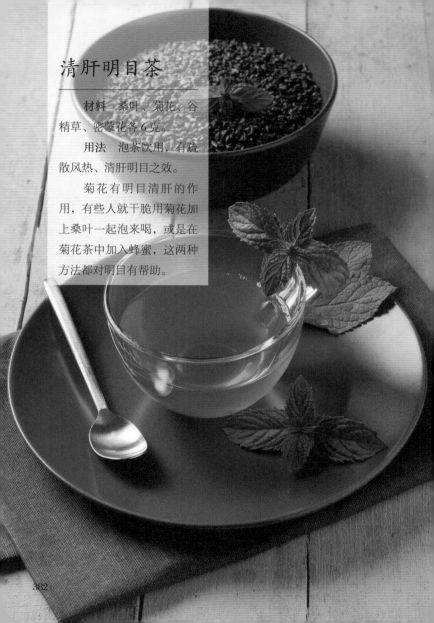

清肝明目茶

材料 桑叶、菊花、谷
精草、密蒙花各6克。

用法 泡茶饮用，有疏
散风热、清肝明目之效。

菊花有明目清肝的作
用，有些人就干脆用菊花加
上桑叶一起泡来喝，或是在
菊花茶中加入蜂蜜，这两种
方法都对明目有帮助。

10

星期六

农历
六月初一

中医认为应从调肝补肾入手来预防和治疗眼病。因为"肝
开窍于目"，只有肝的精气充足，眼睛才能黑白清晰，
炯炯有神。

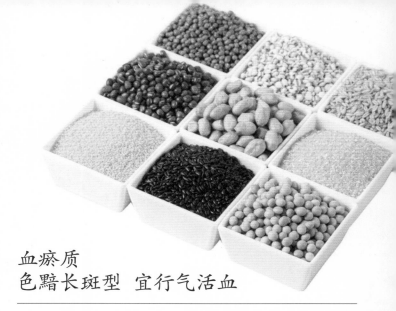

血瘀质
色黯长斑型 宜行气活血

体质特征 各种疼痛如偏头痛、痛经、胃痛等；面色口唇晦暗，易生色斑、留疤印、黑眼圈，皮肤较粗糙，眼睛里和两颧布有细微血丝等；一旦得病，不及时正确治疗很容易转化成难治的慢性病；健忘，心情常不愉快，容易烦躁和生气。

饮食起居 "气为血之帅、血为气之母"，要改善血瘀体质，需要有充足的气血，饮食多以活血化瘀、疏肝理气为主，不宜用凉食。

多食山楂、金橘、佛手、桃子、栗子、韭菜、洋葱、大蒜、桂皮、生姜、油菜、红糖、糯米甜酒等。起居应避免寒冷，动静结合，不可贪图安逸，少用手机、电脑。

运动养生 多采用促进气血运行的运动项目，坚持经常性锻炼，如易筋经、导引、太极拳、太极剑、五禽戏及各种舞蹈、步行健身法、健身操等。

11

星期日

农历
六月初二

血瘀体质的人食宜行气血，起居勿安逸，运动促血行。

暑天话荷叶

盛夏之时，烈日炎炎，湿气蒸腾，加上冷饮及冷风，使人常发湿热中暑。夏天也是荷花盛开、荷叶繁茂的季节。荷叶是价廉物美的解暑除湿良药，有化湿醒脾、清心生津、清热解暑、祛湿的功能。

夏天可以常用荷叶煎汤、泡茶、煮粥。荷叶茶一般冲泡1次，茶汤浓，餐前喝。荷叶粥可以早晚餐温热食用，也可凉饮，煮时还可以再放点绿豆，除了祛暑清热以外，还有和中养胃的作用，适用于小儿夏季发热口渴、食欲不振等症状。

现代人普遍出现的血糖高、血脂高和肥胖等症，在中医看来都是湿气作怪。荷叶茶能清理肠胃、排毒养颜、滋肝润肺、利湿通便，有减肥、降糖、降脂作用。喝荷叶茶也要有度，不宜过量饮用，体瘦虚弱、脾胃虚寒者慎服。

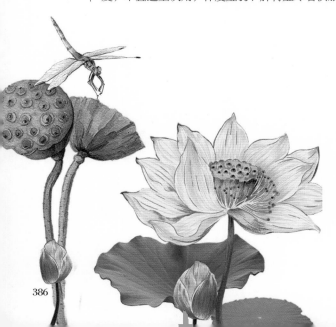

2021 年

7 月

12

星期一

农历
六月初三

荷花生于夏季，长在水中。天生不怕酷暑，不畏水湿。

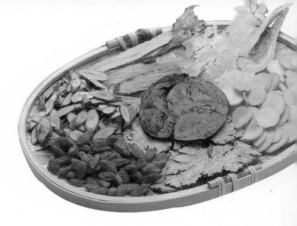

如何预防手足口病？

每年夏季都是手足口病的高发季节，多发生于5岁以下的儿童，表现为口痛，厌食，低热，手、足、口腔等部位出现小疱疹或小溃疡，多数患儿1周左右自愈，但也有一些重症患儿，可能会引起一些并发症。

预防手足口病，尽量不去人口密集的场所，做到洗净手、吃熟食、勤通风、晒衣被。一旦发现有上述症状，应及时就医。

推荐药方（仅供参考）

① 疾病早期全身症状不严重者，治疗以宣肺解表、清热化湿为法，以"甘露消毒丹"加减：金银花10克，连翘10克，黄芩6克，薄荷6克，白蔻仁6克，藿香10克，石菖蒲10克，滑石10克，茵陈10克，板蓝根10克，射干6克。

② 疾病发疹阶段以发热、手足皮肤和口咽部出现大量疱疹为特征，治疗以解毒化湿、清气凉营为法，以"清瘟败毒饮"加减：黄连3克，黄芩6克，栀子6克，连翘10克，生石膏10克，知母10克，生地黄10克，赤芍10克，牡丹皮10克，大青叶10克，水牛角30克。

13

星期二

农历
六月初四

根据中医理论，手足口病由"湿热疫毒"引起，属"温病"范畴；中医越早介入，防治效果越好。

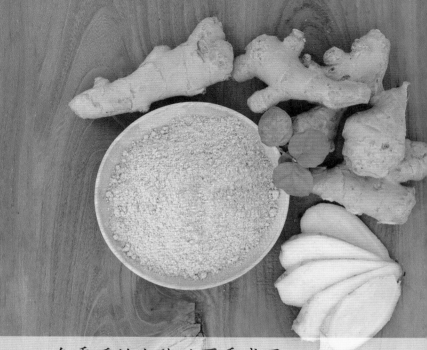

冬季暖饮也能治夏季感冒

　　夏天人们大多爱待在空调房里，体质稍差、贪凉过度容易感冒。其实，寒冷冬季常喝的姜丝可乐在夏季饮用也一样有助于感冒自愈。

　　在感冒初期症状轻微的时候，喝一杯姜丝可乐有助于缓解感冒所引发的鼻塞流涕等症状。姜丝可乐能暖胃止痛，促进肠胃蠕动，也可加速身体的血液循环，有一定散寒、止咳、提神功效，可在一定程度上帮助治疗感冒及缓解咳嗽。但感冒拖延太久往往会转变，入里化热、化湿，姜丝可乐属辛温类，这时喝姜丝可乐就无法解决问题，必须要及时去正规医院接受治疗。

2021 年

7 月

14

星期三

农历
六月初五

生姜味辛，性微温。有解表散寒、温中止呕、温肺止咳、
解毒等功效。

女人面色好 四物是个宝

四物乌鸡汤食疗方

材料 当归2克，熟地2克，白芍2克，川芎2克，乌鸡肉200克。

做法 将当归、熟地、白芍、川芎用纱布袋装好，与乌鸡肉同入砂锅炖至肉烂，取出纱布袋，吃肉喝汤。

女子从二七年华到七七年岁，月事伴随了女子最美好的年华。而气血充足是月事正常的基础，气血足则面色红润光洁，反之则面色晦暗，易生色斑。

如您患有面部色斑，伴月经量少、色暗或痛经。可于月经前后几日，每日服用1次四物乌鸡汤，以养颜、调经、祛斑。

月经量多或淋漓不尽者慎用。

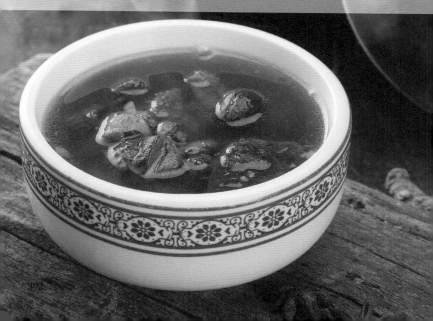

15

星期四

农历
六月初六

"女子……二七而天癸至，任脉通，冲脉盛，月事以时下故有子……五七阳明脉衰，面始焦，发始白……七七任脉虚，太冲脉衰少，天癸绝，地道不通，故形坏而无子也。" ——《黄帝内经·素问·上古天真论》

① 生姜能够散寒发汗、温胃止吐、杀菌镇痛、抗炎，可用于治疗消化性溃疡、虚寒型胃炎、肠炎以及风寒型感冒。

② 生姜辛热燥烈，阴虚有热、内热偏重及舌苔黄而干的患者忌食。

③ 患有肺炎、肝炎、肺脓肿、肺结核、胆囊炎、肾盂肾炎、痔疮以及夏季伴有疖疮、痱子的患者不宜长期大量食用生姜。

④ 食用生姜时不要去皮，否则不能将生姜的效果充分发挥出来。

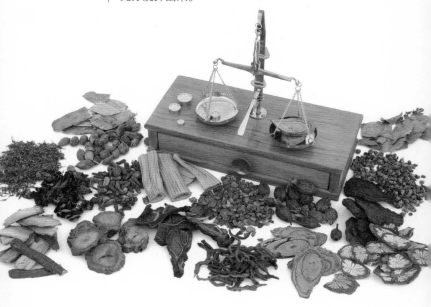

16
星期五

农历
六月初七

民谚有"冬吃萝卜夏吃姜，不劳先生开药方"的说法，
以此来强调姜对人体的重要作用。

赤小豆 祛湿的好帮手

《本草纲目》中说："赤小豆小而色赤，心之谷也。其性下行，通乎小肠，能入阴分，治有形之病。故行津液，利小便，消胀除肿止呕，而治下痢肠澼，解酒病，除寒热痈肿，排脓散血……"

【宜食】 赤小豆有消水肿的效果，肾脏性水肿、心脏性水肿、肝硬化腹水、营养不良性水肿以及肥胖症等患者适宜食用，同时产后缺奶和产后水肿的妇女也宜食。

【忌食】 尿多之人不宜食用。

赤小豆粥

赤小豆 30 ~ 50 克，水煮至半熟，放入粳米 100 克同煮，加白糖调味亦可。此粥有健脾益胃、清热解毒、利水、消肿、通乳作用。适用于水肿、下肢湿气、小便不利、大便稀薄、身体肥胖、产后乳汁不足等症。

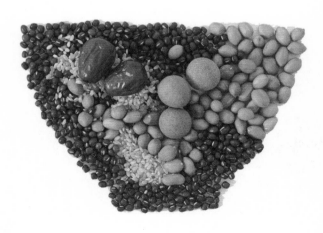

17

星期六

农历
六月初八

《本草纲目》里说赤小豆有"治产难，下胞衣，通乳汁"
的功效。

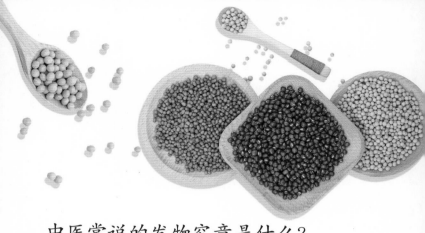

中医常说的发物究竟是什么？

　　首先，"发物"是食物，只有对那些患相关疾病的人、特殊体质的人或食用过量时才能称之为"发物"。

　　其次，"发物"是指那些特别容易诱发某些疾病（尤其是旧病宿疾）或加重已发疾病的食物。

　　最后，"发物"应该包含"苦寒或咸寒（凉）"或"辛热温补"两种性质的食物，但长期以来，人们一提到"发物"多习惯指后者，实际上还应该想到前者。

　　按照"发物"的性能分为六大类：

　　一为发热之物，如薤、姜、花椒、胡椒、羊肉、狗肉等；

　　二为发风之物，如虾、蟹、鹅、鸡蛋、椿芽等；

　　三是发湿热之物，如饴糖、糯米、猪肉等；

　　四是发冷积之物，如西瓜、梨、柿等各种生冷物等；

　　五是发动血之物，如海椒、胡椒等；

　　六是发滞气之物，如羊肉、莲子、芡实等。

农历
六月初九

"发物"之说实属中医养生、食疗、饮食禁忌范畴。

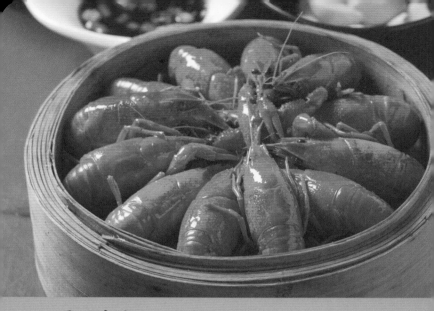

夏日宵夜标配
吃得太多也会伤身体

　　一盆油焖大虾配上一瓶啤酒是很多人夏季宵夜的不二选择。

　　小龙虾含优质蛋白、铁较多，但摄入过多也不是好事。一个星期最多吃一到两次小龙虾即可，而且吃清蒸小龙虾最健康，不宜多吃烤虾，因为烤虾的过程中，蛋白质容易分解产生一些有害物质。吃小龙虾切忌搭配柿子、浓茶、啤酒等，因为小龙虾是高蛋白食物，像柿子、浓茶、啤酒等都含有鞣酸，鞣酸会跟蛋白质结合生成不溶性的化合物，在胃肠道里面不容易被消化吸收，形成结石。由于虾性温，吃虾的同时，不要喝冰啤酒，特别是对胃肠道敏感的人来说，可能会导致腹泻。

19

星期一

农历
六月初十

小龙虾好吃，也不能贪多哦！

海带好吃
却不是人人都能吃

　　海带排骨汤、凉拌海带丝、卤海带都是人们爱吃的菜，尤其是在夏天，酸辣可口的凉拌海带是家中常备的下饭菜之一。但海带好吃，也不能多吃。海带为中药昆布类的海类植物，有与昆布类类同的药理作用，但由于海带中含有丰富的碘，大量碘的摄入可诱发甲状腺的自身免疫性炎症等病理改变，引发甲亢（学名为甲状腺功能亢进症）等甲状腺疾病，脾胃虚寒者和患有甲亢的病人不能吃海带。而且孕妇和哺乳期妇女也不要多吃海带，因为海带里所含的碘会随着血液循环或者乳汁进入到胎（婴）儿的体内，引起胎（婴）儿甲状腺功能障碍；吃完海带后不要立刻喝茶或者吃酸涩的食物，这都会影响人体从海带中吸收营养。

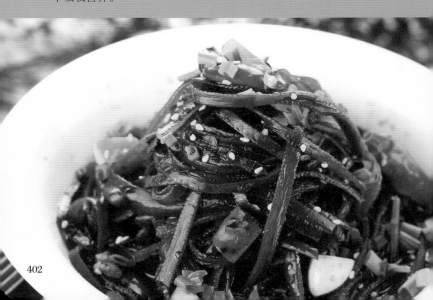

20

星期二

农历
六月十一

海带是一种营养价值很高的食物，同时具有一定的药用
价值。

夏日吃菠菜 预防高血压

夏日，血管扩张，脉压减弱，原来血压较高的人，此时血压一般趋向平稳。但是，也有人暑天阴虚阳亢、肝阳偏激，出现面红耳赤、眩晕头胀、心烦易怒、口干舌红等症状，血压反见上升。

拌菠菜

材料　新鲜菠菜 250 克，盐 5 克，麻油适量。

做法

① 锅内盛水大火煮沸，加入少许食盐。

② 将菠菜洗净，放入沸水中烫 2 分钟取出。

③ 加适量麻油拌食。

食法　每日两次。

禁忌　婴幼儿及肺结核患者尽量少吃；肾炎及肾结石患者不宜食用。

功效　具有疏通血脉、下气调中、益血润肠的功效，常用来治高血压导致的便秘、头痛、面红、目眩等症。

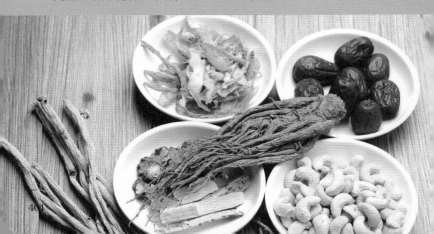

21

农历
六月十二

菠菜味甘，性凉，入大肠、胃经，具有补血止血、通肠
胃、调中气、活血脉、止渴润肠、敛阴润燥、滋阴平肝、
助消化的功效。

大暑

《月令七十二候集解》说："暑热也，就热之中分为大小，月初为小，月中为大，今则热气犹大也。"大暑节气正值"三伏天"里的中伏，是一年中最热的时期，气温最高，也是一年中阳中之阳。

三伏之日，肌体气血流畅，药效易于透达脏腑。此时是治疗和调整肺脏疾患的最好时机，也是行穴位敷贴，治疗过敏性鼻炎的最佳时期。

中药穴位敷贴　白芥子、附子、半夏等。

忌　大量饮水、单纯进补、大量食用生冷瓜果。

宜　多食"苦"，如茶水（除烦醒脑）；多食"酸"，如乌梅（酸甘化阴）。

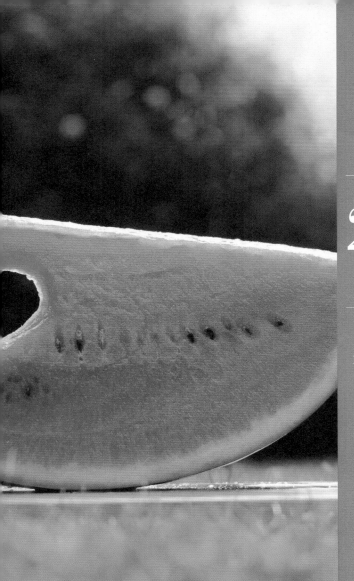

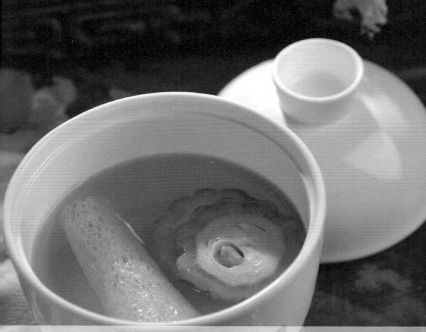

多吃苦 疔肿消

大暑时节多食用苦味食物能清热解毒、祛暑利湿，多吃苦，可以防止疔肿的发生。

苦瓜野菊粥

材料 苦瓜100克，粳米100克，野菊花50克。

做法 将野菊花用2000毫升沸水浸泡约半小时滤出备用，苦瓜洗净去瓤，切成小丁备用。粳米洗净，放入锅中，加入事先备好的野菊水，大火煮开后将切好的苦瓜丁加入锅中，改用小火熬煮约半小时即可。

此粥大暑节气食用，可清暑利湿、解毒消肿。但要注意，脾胃虚寒人群慎用；忌同时食用辛辣、肥腻之品。

2021 年

7 月

23

星期五

农历
六月十四

大暑是一年中最热的节气，同时也是各种细菌生长繁殖
的高峰季节，容易引发疖肿、痤疮等皮肤病，同时由于
人体的新陈代谢旺盛，体力消耗相比其他节气会大很多，
还易出现周身乏力、食欲不振等症状。

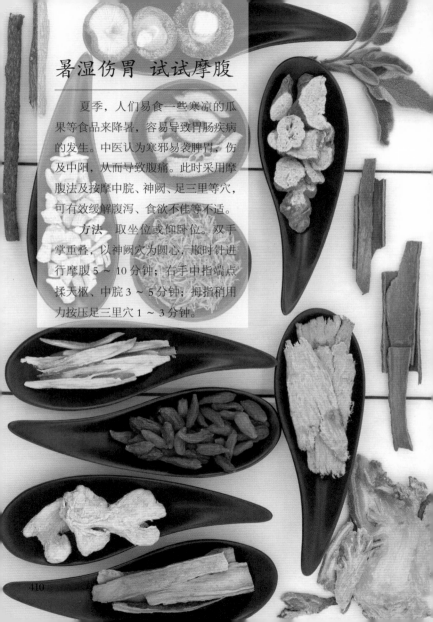

暑湿伤胃 试试摩腹

夏季，人们易食一些寒凉的瓜果等食品来降暑，容易导致胃肠疾病的发生。中医认为寒邪易袭脾胃，伤及中阳，从而导致腹痛。此时采用摩腹法及按摩中脘、神阙、足三里等穴，可有效缓解腹泻、食欲不佳等不适。

方法 取坐位或仰卧位。双手掌重叠，以神阙穴为圆心，顺时针进行摩腹5～10分钟；右手中指端点揉天枢、中脘3～5分钟；拇指稍用力按压足三里穴1～3分钟。

24

星期六

农历
六月十五

大暑是一年中最热的节气，暑湿之气最容易侵入人体，
心气亏耗，导致中暑等。

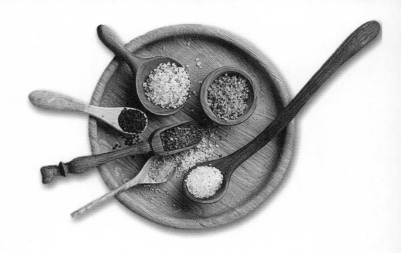

高血压 饮食注意事项

多吃咸味的东西，会使血液变稠并流动缓慢，颜面色泽也会发生变化。这种说法正是现代医学上的"高血压"病征。

① 每日膳食中的盐（包括所有食物中的钠）不超过 5 克。

② 增加含钾、钙丰富的新鲜蔬菜、水果及豆制品。

③ 少吃肥肉、动物内脏、油炸食品、糕点和甜食。

④ 增加禽类及鱼类等含蛋白质丰富且含脂肪较低的动物性食物。

⑤ 每天饮牛奶 250 克，鸡蛋每周不超过 4 个。

⑥ 慎吃冷饮。因为冰冻食品会刺激血管，引起血管收缩，令血压升高，同时也会加重心脏的负担，严重者会有卒中或心脏病发作的危险。

⑦ 限制饮酒，最好不要饮高度白酒。

⑧ 适当喝茶。

25

星期日

"是故多食咸，则脉凝泣而变色。"
——《黄帝内经·素问·五脏生成篇第十》

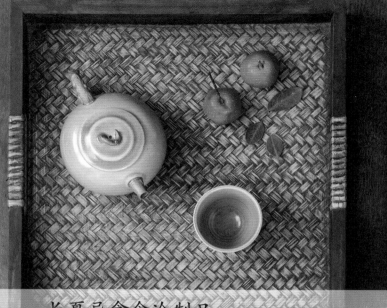

长夏忌贪食冷制品

　　长夏时节，人们贪图冷气，爱喝冷饮，爱吃凉菜。殊不知，为贪图这一时之快，将湿邪深深地埋在了体内。脾主运化水液，阳气易衰，阴气易盛，湿邪侵犯人体后最易伤害脾阳，而脾阳的虚弱也进一步助长了湿邪的侵入，脾虚则痰湿内生、湿痰互结、肆虐作祟，导致肝肾脾气血亏虚。

　　湿与寒在一起叫寒湿，与热在一起叫湿热，与风在一起叫风湿，与暑在一起就是暑湿。湿邪不去，吃再多的补品、药品都如同隔靴搔痒、隔山打牛。

　　【注意】肝肾脾气亏虚证型高血压病患者须谨慎食用冷制品。

26

星期一

农历
六月十七

古人云："千寒易除，一湿难去。湿性黏浊，如油入面。"

夏季巧用茶饮 护胃阳

过多的凉茶冷饮最容易损伤脾胃阳气。所以夏季饮食中可以加入少量的姜、辣椒、薏苡仁、冬瓜等食物，以护阳利湿。在此推荐给您一款茶饮。

豆蔻饮

材料 去壳白豆蔻 6 或 7 颗，石菖蒲 2 克，山药 5 克，甘草 2 克。

做法 将 4 味药放入瓷瓶中注入适量沸水，盖上盖子闷 10 分钟即可。当茶饮用。

适合脾虚湿气重之人。

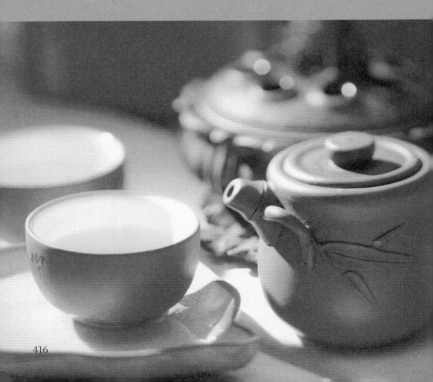

27

星期二

农历
六月十八

夏季炎热，人们易贪凉喜冷，但中医认为"春夏养阳，秋冬养阴"。

夏季巧用茶饮

《黄帝内经》曰："夏三月，此谓蕃秀。天地气交，万物华实，夜卧早起，无厌于日，使志无怒，使华英成秀，使气得泄，若所爱在外，此夏气之应，养长之道也。"

冬瓜姜茶

材料　冬瓜 500 克，姜 24 克。

做法　冬瓜切块，加清水 1500 毫升煮沸后，再加入姜，焖煮 40 分钟，关火后再闷 10 分钟，放凉饮用。

适合胃寒湿重的人群。

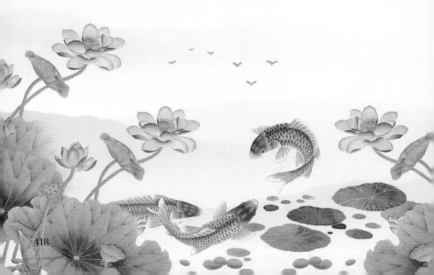

28

星期三

农历
六月十九

《黄帝内经》云："天暑下迫，地湿上蒸"，夏季易感暑湿之邪，宜饮养生茶清热泻火、燥湿和胃。

夏季护心 莲子助您

夏季万物茂盛华美，人的神气旺盛饱满，精神外向，意气舒展，此时要保护心气，防止暑气乘虚而入导致伤心，甚至患秋冬之病。

保持心情舒畅，可晚睡早起，适当进食苦、甘之品，如莲子、莲藕、苦瓜、西瓜等。

莲子　味甘、涩，性平，归脾、肾、心经。有益肾固精、补脾止泻、止带、养心的功效。莲子营养丰富，是夏令防暑护心的美味食物。吃莲子时，别扔掉莲子心，莲子心味苦，性寒，有清心安神、交通心肾、涩精止血的功效。

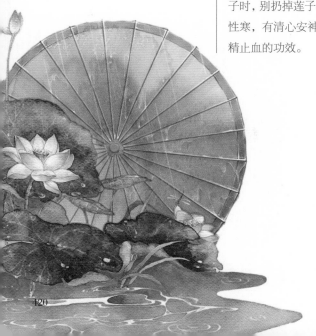

29

农历
六月二十

"交心肾，厚肠胃，固精气，强筋骨，补虚损……止脾
泄久痢，赤白浊，女人带下崩中诸血病。"

——《本草纲目》

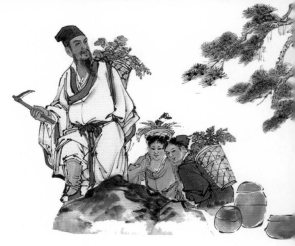

推拿巧治小儿腹泻病

　　小儿腹泻病位在脾胃，小儿推拿是治疗小儿腹泻病的有效绿色疗法，下面简单介绍几种常用的推拿手法。

　　准备工作

　　保持房间里温度适中，以免受凉。准备婴儿润肤油，润肤油起润滑作用，以免损伤宝宝皮肤。

　　具体手法

　　① 按揉天枢穴 200 次，天枢穴位于肚脐旁开 2 寸。

　　② 补脾经，按揉大拇指指腹 200 次。

　　③ 顺运八卦穴，以掌心为圆，从圆心到中指指根横纹为半径的圆，用拇指指腹做运法。

　　④ 推上七节骨，用食、中两指螺纹面自下而上在七节骨区域做直线推动，以宝宝皮肤微红为度，可以起到止泻的功效。

　　⑤揉龟尾穴，用拇指端或中指端揉，有利于调节大肠功能。

30

星期五

农历
六月廿一

夏秋季节是腹泻高发季节，腹泻以大便次数增多、粪质
稀薄或如水样为特征。

肝之精血气上注于目，有利于目发挥视觉作用。甲状腺相关性眼病的治疗在调节甲状腺功能的同时，配以合理的调养，选用具有养肝、清肝、疏肝之品，可以减轻目赤肿痛等症状。

五子明目茶

材料 决明子 30 克，枸杞 20 克，茺蔚子 20 克，牛蒡子 10 克，川楝子 10 克，菊花 30 克。

做法 先将决明子、枸杞、茺蔚子、牛蒡子、川楝子洗净，加水适量，浸泡 30 分钟，放入砂锅，大火煎煮 15 分钟，加入菊花，再煎 10 分钟，取汁代茶饮。

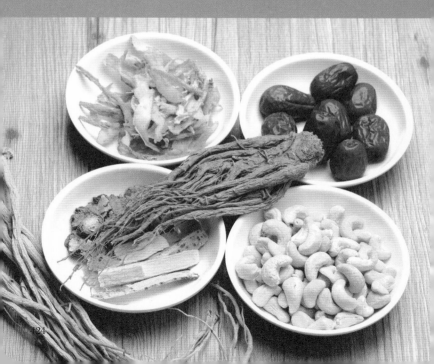

31

星期六

农历
六月廿二

《黄帝内经·灵枢》云："肝气通于目，肝和则目能辨
五色矣。"目为视觉器官，其视物功能依赖肝精肝血之
濡养和肝气之疏泄。肝失调达，火动痰生，则眼球突出、
畏光流泪，进而发展成甲状腺相关性眼病。

保护脊柱 关注脊柱健康

保护脊柱健康对身体健康至关重要。

① 纠正不良姿势，如低头玩手机、半卧半靠、跷二郎腿等。

② 避免长时间保持一个姿势，适当变换体位，调整姿势。

③ 注意保暖，顺应节气变化，适时增减衣物，佩戴围巾等护具。夏季避免贪凉，特别是大汗淋漓的时候。

④ 选择合适的生活器具。选择柔软舒适的床、枕头和高度曲度合适的座椅，以顺应生理曲度的变化。

⑤ 选择合适的锻炼方法。选择舒缓协调、运动量适中的有氧运动，如太极拳、八段锦等，避免做剧烈运动。

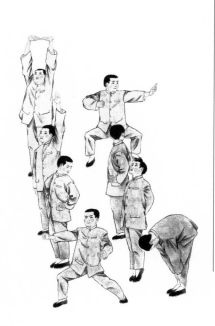

1

星期日

农历
六月廿三

建军节

脊柱号称人的"第二生命线",是人的"支柱与栋梁",
内连五脏六腑,外接四肢百骸,是一个具有支持和运动
功能的整体。

腰膝冷痛
冬病夏治正当时

现在人们生活条件优越，通过在夏天进补温热品可以预防寒凉性疾病，达到强筋健骨的目的。

补骨脂　本品为常用的补肾壮阳之品，专入肾经。凡中年肾虚、阳痿无力、精冷无子、早泄梦遗、头昏目眩、健忘失眠、老年肾衰、腰腿无力、尿频尿多、须发早白，小儿肾气未充、遗尿频繁、病后虚损、羸瘦神疲等，均可服用本品以调养补益。腰为肾之府，骨为肾所主，故本品又能通过补肾来强腰壮骨，腰痛、骨病者可用本品调治。

补骨脂酒

将补骨脂 100 克洗净，盐水拌匀，置于锅中文火炒至微微鼓起，取出晾干。将晒干后的补骨脂放入容器中再倒入白酒 5 斤（1 斤 =500 克），密封。不时摇晃，7 日后开封，加入少量白糖，即可饮用。

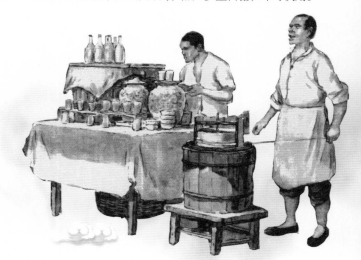

2

星期一

农历
六月廿四

《黄帝内经·素问·移精变气论》云："动作以避寒，
阴居以避暑。"意思是说人靠运动身体产生热量，就不
会冷，以达到避寒的目的；到阴凉的地方居住达到避暑
的目的。

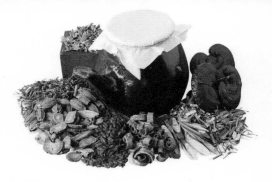

杞菊养肝乌龙茶

做法 菊花适量，枸杞 10 克，乌龙茶 5 克，开水冲泡，加盖稍泡片刻后即可饮用。

功效 此茶中含有丰富的胡萝卜素、维生素 B 族、维生素 C、多种氨基酸和钙、磷、铁等多种矿物质成分，经常适量饮用具有促进血液循环和新陈代谢、预防肝内脂肪的囤积、滋补肝肾、疏风明目等功效，是一道养肝护肝的理想饮品。

桑叶枸杞茶

做法 桑叶 6 克，枸杞 12 克，绿茶 3 克，将这 3 味原料放入杯中，用沸水冲泡，闷泡 5 分钟后即可饮用。

功效 此茶是一种滋阴润肺、养肝明目的保健茶。桑叶可疏散风热、清肺润燥、平抑肝阳、清肝明目；枸杞有扶阴固本、补精益气的功效。

五味子茶

做法 五味子、枸杞、菊花，每样 3 克放入杯中，用开水冲泡 5 ~ 6 分钟。

功效 五味子在草药店或药店都很容易买到，它最主要的功效是清肝明目。

2021 年

8 月

3

星期二

农历
六月廿五

"肝为阳中之少阳，通于春气；肝气通于目，肝和则目
能辨无色矣。"
　　　　　　　　　　　　——《黄帝内经》

从前，员外之女小玲遇到了家里的长工小伏，二人坠入爱河。员外得知后非常生气，认为两人门不当户不对，于是把小伏赶走，将小玲锁在闺房之中，并将小玲许配给一位富家子弟。之后，两人一起从家里逃了出来，住进了一个小村庄。

后来，小玲得了风湿病，卧床不起，小伏日夜照顾她。有一天，小伏进山为小玲采药，忽见一只野兔，他用箭射中了兔子的后腿，兔子带伤逃跑，小伏紧追不舍，到了一片松林。兔子已经不见踪影，但是小伏发现，在一棵松树旁，有一个棕黑色球形的东西上插着他的那支箭。小伏把它挖回家，煮熟了给小玲吃，小玲的风湿病逐渐痊愈了。后人将此物名为茯苓，以示对小伏、小玲的纪念。

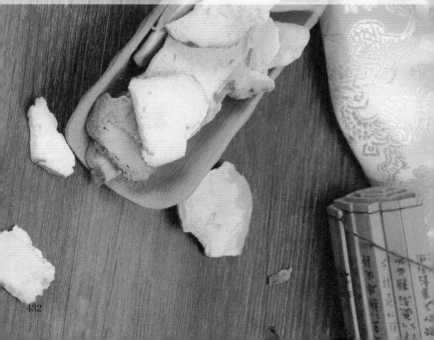

4

农历
六月廿六

早在 2000 年前，西汉淮南王刘安等所著的《淮南子》
中就有"千年之松，下有茯苓，上有菟丝"之说。

中医学认为"肾藏精，为先天之本"，讲的是人的生长发育衰老与肾精有着密切关系。而肾精之所以能滋养五脏六腑、四肢百骸，需靠肾之经脉输送到全身。

平时可采用以下方法进行足部保健。

① 按摩涌泉穴、足小趾及足跟。涌泉穴位于脚底中线前 1/3 交点处，即当脚屈趾时，脚底前凹陷处。

② 每晚用热水泡足，热气经涌泉穴等肾经俞穴刺激肾经，对暖肾很有好处，尤其对于肾阳虚怕冷的人最有益处。

③ 注意足部保暖，肾经起始于足底，而足部很容易受到寒气的侵袭，因此要特别注意保暖。

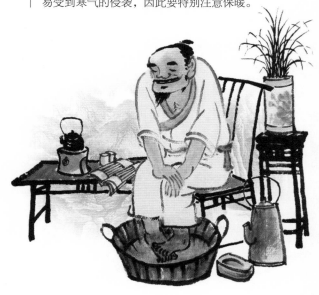

5

星期四

农历
六月廿七

足少阴肾经发源于足，足部保健则有利于肾之经气的运行、肾精的传输，起到强身健体的作用。因此有俗话说"养肾之法，始于足下"。

养生食疗方

该方具有清热解毒、祛湿利水的功效。适用于湿热内盛者，面垢油光、易生痤疮者。

禁忌证 脾虚无湿、大便稀溏及孕妇慎用。

赤小豆薏苡仁茯苓汤

材料 赤小豆 30 克，薏苡仁 30 克，土茯苓 100 克。

做法

① 赤小豆和薏苡仁洗净后，放入砂锅中，加水，盖好盖子，中火加热至锅中水煮开，再煮 2 ～ 3 分钟，将火关闭，不要开盖，闷 30 分钟。

② 将土茯苓倒入锅中，盖好盖子，开火继续煮。

③ 煮至锅中水再次烧开后 2 ～ 3 分钟，将火关闭，不要开盖，闷 30 分钟即可。

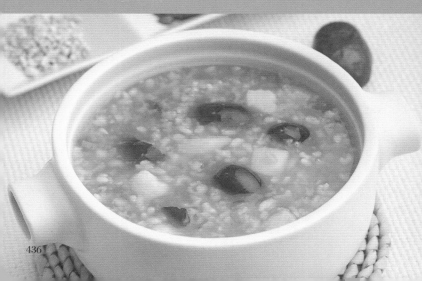

6

星期五

农历
六月廿八

土茯苓，味甘淡，性平，有解毒、除湿、通利关节的功效。

立秋

立秋时节防燥养肺是关键

立秋，七月节。据《月令七十二候集解》："秋，揫也，物于此而揫敛也。"

立秋不仅预示着炎热的夏天即将过去，秋天即将来临，也表示草木开始结果孕子，收获的季节到了。秋天在五行属金，在五脏属肺，外界燥邪伤肺多发生在秋季，故又称秋燥。肺燥据其成因分外燥与内燥两类。秋天肺受伤易得咳喘之病。

宜 饮食应以养阴清热、润燥止渴、静心安神的食品为主，如芝麻、蜂蜜、百合、银耳、乳品之类具有滋阴、润肺、养胃、生津作用的食物。

不宜 多食含粗糙纤维的食物、刺激性强的食物。

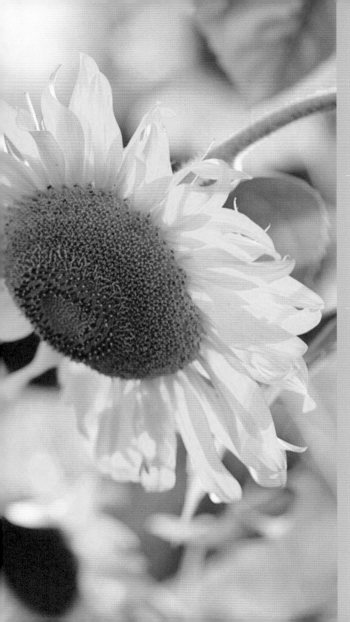

2021 年

8 月

7

星期六

农历
六月廿九

秋季是补肺的好时节，多喝养生茶可清热润燥、补肺开音、宣降气机。故有"常服四季养生茶，风、寒、暑、燥俱不怕"。

秋季要想养好肺要做到以下几点：不吸烟，每日适当深呼吸促进肺气肃降，减少肺气上逆导致的咳嗽；多食用收敛肺气的食物，少吃辛辣刺激性的食物，避免损伤咽喉引起咽痛。

立秋后即可开始饮用茶水，特别是长期咳嗽、肺气耗散、咽干、咽痒之人。秋饮青茶，又称乌龙茶，属半发酵茶，介于绿茶、红茶之间。不寒不热，温热适中，有润肤、润喉、生津、清除体内积热，让机体适应自然环境变化的作用。

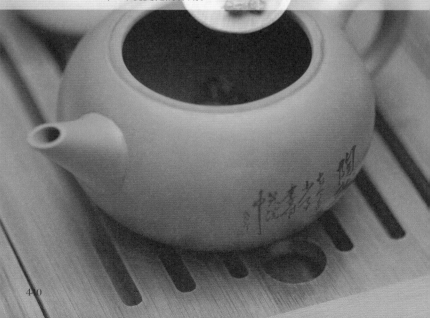

8

星期日

农历
七月初一

中医理论中，肺主气，司呼吸，咽为呼吸与消化之门户，
咽干、咽痒、咽痛多喝养生茶能补肺阴、清肺热，收敛
肺气，可有效减弱病痛。

食之有道 防秋燥便秘

秋季来临，燥邪当令。秋季五脏应肺，故燥邪最易伤肺，肺与大肠相表里，燥邪伤肺，灼伤肺阴，津液亏少，易出现大便干燥、排便困难等肠燥便秘症状。

饮食调节对预防和减轻秋燥引发的便秘非常重要。秋季饮食，要以"清润"为宜，多吃些芝麻、水果、果仁等甘润食物。平时也要多饮些淡茶、豆浆、牛奶等饮料，多吃些萝卜、番茄、豆腐、银耳、梨、柿等润肺生津的食物。

立秋推荐食谱

芝麻粥

白芝麻 10 克，大米 30 克，砂糖或白蜜适量，先将芝麻炒出香味，研碎，另煮米成粥，临熟调入芝麻、砂糖或白蜜。

郁李仁粥

郁李仁 10 克，大米 60 克。以水 100 毫升研郁李仁，滤取汁，加水至 1000 毫升，加入大米煮粥食之。

9

星期一

农历
七月初二

"秋气燥，宜食麻，以润其燥。" ——《饮食正要》

秋天喉咙火烧痛
玉竹麦冬来救急

立秋至处暑时，虽然大自然阳气开始下降到地下，但依然处于三伏天末，人体时常感受热燥而导致燥咳，表现为干咳无痰或少痰，口唇鼻咽干燥、皮肤干裂、大便秘结等。在此为您推荐一款中药茶饮方。

玉竹麦冬汤

麦冬 15 克，玉竹 15 克，沙参 10 克，甘草 5 克，泡茶饮。麦冬甘寒，滋阴而不腻，润肺清心、泻热生津，用于肺燥咳嗽。《神农本草经》将麦冬列为养阴润肺的上品，言其"久服轻身，不老不饥"。玉竹用于肺胃阴伤、燥热咳嗽、咽干口渴、内热消渴。

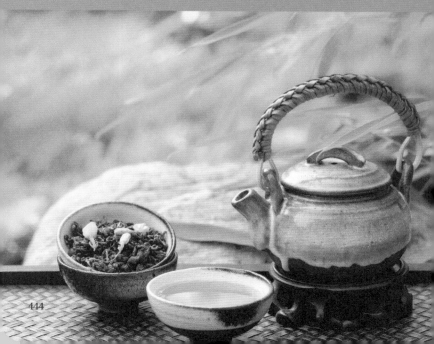

2021 年

8 月

10

星期二

农历
七月初三

"玉竹甘平滋润，虽补而不碍邪。"——《本草便读》

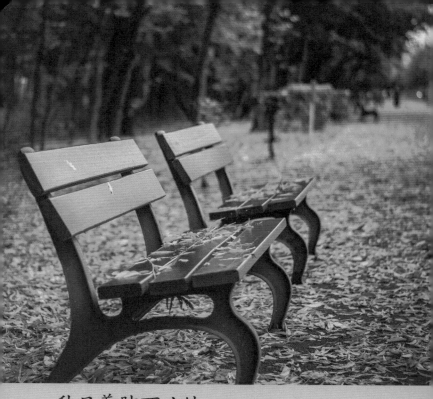

秋日养肺可吐纳

秋高气爽为您推荐一套秋季养生功。

具体做法：清晨洗漱后，于室内闭目静坐，先叩齿 36 次，再用舌在口中搅动，待口里液满，漱练几遍，分 3 次咽下，并意送至丹田。稍停片刻，缓缓做腹式深呼吸。吸气时，舌舔上腭，用鼻吸气，并意送至丹田。再将气慢慢从口中呼出，呼气时要默念"咝"字，但不要出声，如此反复 36 次。秋季坚持练习此功，有保肺健身之功效。

11

农历
七月初四

中医理论中，肺主气、司呼吸，多喝养生茶能补肺阴、
清肺热、收敛肺气。

中药足浴也能退热

感冒发烧是小儿常见病和多发病，除了西医解热镇痛药，中药足浴疗法对治疗小儿外感发热疗效显著。人体的足部是多条经络的汇聚点，通过刺激足部穴位、反射区和经络，可以达到保健和治疗疾病的目的。

小儿发热中医辨证常见类型为风寒型和风热型。风寒型选用麻黄、细辛、薄荷、艾叶、生姜等；风热型选用野菊花、柴胡、薄荷、荆芥等。

足浴时，水温以宝宝能耐受的程度为宜，一般是 38 ～ 40℃，每次泡洗 15 ～ 20 分钟，药液没过踝关节，同时取脚趾、足背、足底涌泉穴按摩。

【注意】凡烧伤、脓包疮、水痘、麻疹及足部外伤者不宜足浴。

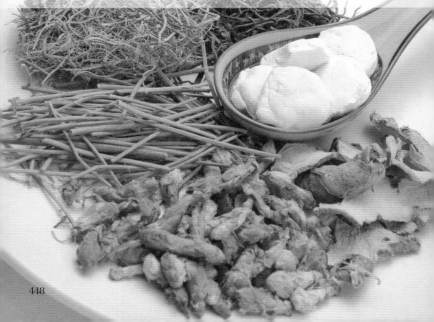

12

星期四

农历
七月初五

中药足浴疗法具有安全、舒适、有效、方便、无毒副作
用等优势。

初秋防温燥

秋燥有温凉

秋季养阴的关键在于防燥，防燥还需分温凉，初秋多为温燥，除了多饮水之外，选择食物或药物时应以平性或凉性为宜。

甘蔗荸荠雪梨汁

取青皮甘蔗、荸荠和雪梨适量，榨汁饮用。甘蔗味甘，性寒，能和中润燥、清热除烦；荸荠味甘，性凉，解毒生津润肺、消食除胀；雪梨味甘，性寒，生津润燥、清热化痰，还能降血压、软化血管、促进大便的排泄。

川贝炖雪梨

雪梨1个，削皮，用小刀从上面约1/3的地方切开去核，在雪梨肚子里加入5克川贝粉，3粒冰糖（可根据个人喜好调整），盖上雪梨盖子，用牙签固定，放入碗中，将碗放到蒸锅中蒸，大火煮开后转小火蒸1小时即可。

值得注意的是，此药膳主要针对肺燥咳嗽，若咳嗽不是燥咳，这时候喝梨水不仅无效，可能还会加重病情哦！

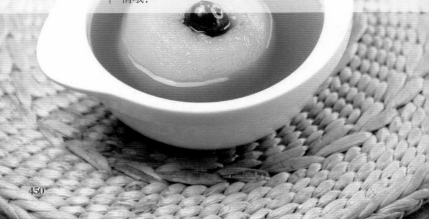

13

星期五

农历
七月初六

根据"秋冬养阴"原则，秋季养生贵在养阴。

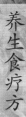

养生食疗方

陈皮菊花玫瑰花茶

陈皮6克,玫瑰花3克,菊花3克,洗净泡水,频频饮服。

陈皮 味辛,性温,入脾、肺经。具有健脾理气的功效。

玫瑰花 味甘、微苦,性温,入肝、脾经,有理气解郁、活血散瘀的功效。

菊花 味苦、甘,性微寒,入肺、肝经,有疏风、平肝的功效。

适用人群 肝气郁结、郁郁寡欢、多愁善感、常叹息的人群。

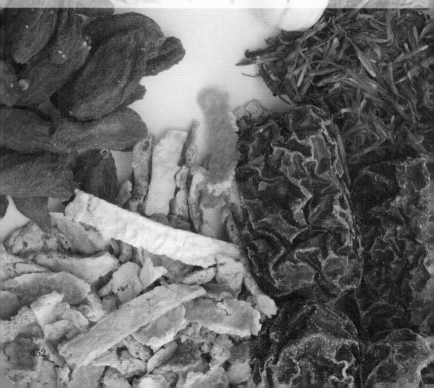

14

星期六

农历
七月初七

七夕节

肝性主升主动，喜条达恶抑郁，若肝气郁结，久则以化
火生热。

儿童长期便秘的危害

直接危害　损伤患儿直肠、肛门，造成肛裂、痔疮、便血、脱肛等局部损害。

影响小儿体格发育　易致小儿腹痛、腹胀、食欲不振。长期便秘则可致小儿营养不良，生长发育迟缓。

诱发多种疾病　蓄积的毒素可经肠壁血管再吸收进入血液循环，导致机体免疫功能下降，易引发急性扁桃体炎、支气管炎等呼吸系统感染。

影响小儿智力发育　许多经肠壁吸收的有毒物质进入血液，到达脑组织，导致大脑功能减弱，不仅影响小儿的记忆力，而且影响逻辑思维和创造力。易使性格变得急躁易怒，对外界事物反应迟钝，注意力分散。

导致皮肤问题　影响面部皮肤的新陈代谢，造成患儿面色差、皮肤粗糙，易发疔、疖、疮、痈等。

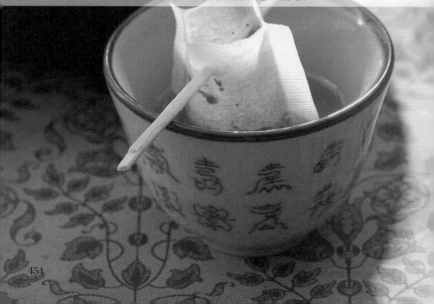

15

星期日

农历
七月初八

如果持续有四天或四天以上未大便，或粪便相当硬，在
这种情况下，孩子即为便秘。

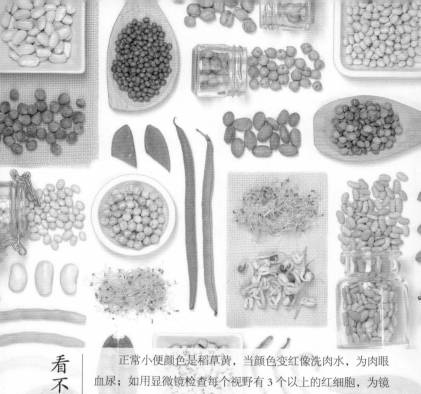

正常小便颜色是稻草黄，当颜色变红像洗肉水，为肉眼血尿；如用显微镜检查每个视野有 3 个以上的红细胞，为镜下血尿。

当孩子出现血尿，应让孩子好好休息，减少活动，去医院进行检查明确病因，根据病因进行治疗。

饮食方面，忌吃一切辛辣刺激性食品，如韭菜、芥末、辣椒等。不吃烧烤、肥腻食品、海鲜发物和温热性食物。多吃一些有凉血止血作用的食品，如马兰头、荠菜、鲜藕、荸荠、冬瓜、西瓜、柿饼、莲子、绿豆、赤豆等。苹果、梨、橘子等含维生素 C 较多的水果亦可多吃。

16

星期一

农历
七月初九

造成血尿的原因有肾炎、泌尿道结石、肾结核、过敏性
紫癜、高尿钙等，服用某些药物也可能出现血尿。

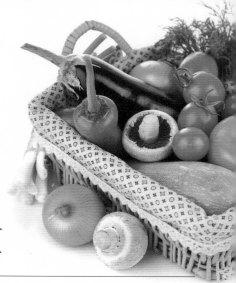

电脑族保护眼睛
不可忘微量元素

很多的电脑族每天对着电脑工作八个小时，甚至更长时间，眼睛很容易疲劳。保护眼睛，除了减少用电脑的时间、保持正确坐姿，还需要补充微量元素。

电脑族需要补充的微量元素

① 维生素 A。主要存在于各种动物的肝脏、鱼肝油和蛋黄中。植物性食物只能提供维生素 A 原。

② β–胡萝卜素。主要存在于胡萝卜、西红柿、菠菜、韭菜、杏、红薯等黄绿色蔬果中。

③ 维生素 C。人眼中维生素 C 的含量比血液中高出数倍。随着年龄增长，维生素 C 含量明显下降，晶状体营养不良，久而久之会引起晶状体变性。所以要多吃维生素 C 含量丰富的蔬菜、水果，如猕猴桃、樱桃、番石榴、红椒、黄椒、柿子、西蓝花、草莓、橘子、橙子、芥蓝等。

17

星期二

农历
七月初十

专家建议，电脑使用者应于显示屏保持的距离不少于 70 厘米，且坐直身子，胸部对着电脑的屏幕。

枸杞泡茶
清肝明目

现在许多白领整天坐在办公室对着电脑工作，时间一久眼睛就会酸痛，甚至会导致一些眼疾的发生。平时生活或工作时可适当地喝一些枸杞茶饮，对眼睛有好处。

枸杞含有丰富的 β－胡萝卜素、维生素 B_1、维生素 C、钙、铁，具有补肝、益肾、明目的作用。其本身具有甜味，可以泡茶也可以像葡萄干一样作零食，对解决"电脑族"眼睛干涩、疲劳有功效。

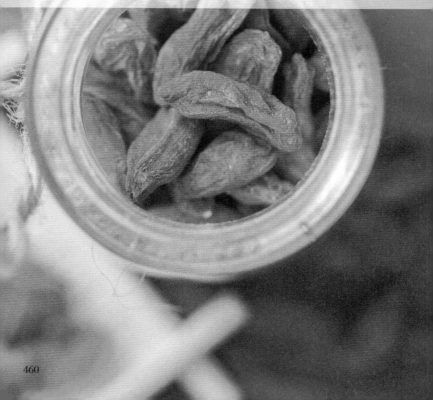

18

星期三

农历
七月十一

枸杞，又称枸杞子，有解热止咳之效用。

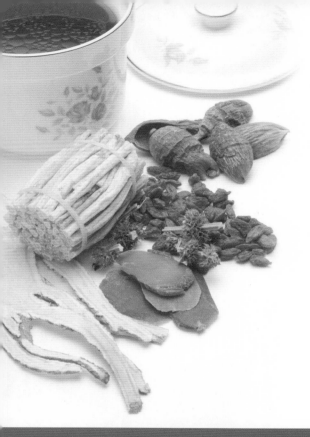

清肝明目茶

枸杞菊花茶

枸杞10克，菊花6～8朵，用沸水冲服。

菊花味苦、甘，性微寒，可清肝明目、益阴平肝；枸杞甘平，可滋补肝肾、明目。两药合用，补肝肾明目力强，肝肾亏虚之视物昏花用之效佳。菊花性偏苦寒，体虚之人不宜多喝。

19

星期四

农历
七月十二

"菊花久服能轻身延年。"　　　　——《神农本草经》

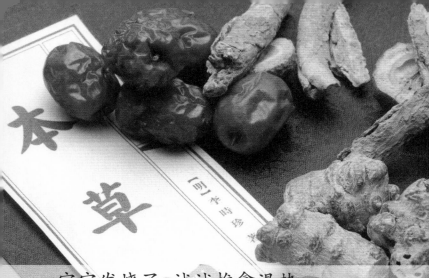

宝宝发烧了 试试推拿退热

小儿为"稚阴稚阳"之体，皮肤娇嫩，所谓"脏器清灵，易趋康复"，所以外治法对孩子来说更为有效。下面介绍几种简单易操作的退热手法。

清天河水 天河水位于前臂内侧正中线，自腕至肘呈一条直线。用食指和中指蘸取一些清水，由腕到肘，直推300～500次，名为"清天河水"，以皮肤微微发红有效。

退六腑 六腑是前臂靠小手指那一侧的直线，从肘推向腕。若宝宝高烧不退、精神不好，在保证安全的情况下可以使用，以皮肤微微发红有效。

推脊柱 用清水或润肤油涂抹宝宝脊柱两侧，每次从大椎穴向长强穴方向直推50遍，连续做3～5次，以皮肤发红、宝宝微发汗有效。

20

星期五

农历
七月十三

高热状态下或有高热惊厥史的宝宝应及时到医院就诊。

壮骨又美颜 多吃南烛子

对于中老年人来说，年老体弱、正气亏虚，需要在日常生活中增强免疫力，以达到强筋健骨、延年益寿的目的。调理正气，四季均可，可以适当吃一点南烛子。

南烛子 南烛子功用与南烛叶基本相同，有很好的强筋壮骨、补肾气的作用，适用于肝肾不足、精亏不固之梦遗滑泻、两目发暗、须发早白、筋骨痿弱等症。古本草有记载，南烛子有美容养颜作用，可能亦与本品的补精血作用有关。适用于年老体弱、筋骨萎软、容易跌扑之人。

用法 2～4钱，煎服或入丸散剂。

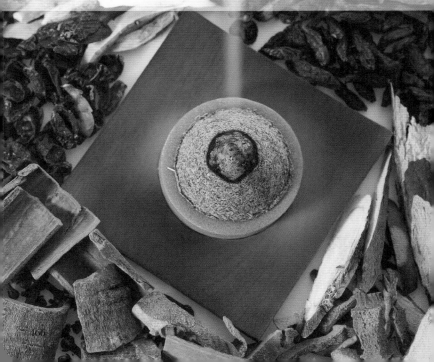

21
星期六

农历
七月十四

《黄帝内经·素问遗篇·刺法论》云："正气存内邪不
可干。"这句话概括了中医养生的法则及中医的病理和
医理。正气足了，人就不会得病。无论防病、"治未病"，
还是"治已病"，皆依此理。

红糖 女性补血佳品

红枣枸杞木耳汤 取黑木耳 30 克，枸杞 15 克，红枣 5 个，红糖 50 克煎服，每日 2 次。经常服用，可有效祛除黑眼圈。

生姜红糖水 生姜 15 克，红糖适量，开水冲泡代茶饮之。能治疗风寒感冒，有效缓解寒凝血瘀型的痛经。

益母姜枣红糖水 益母草 20 克，干姜 15 克，大枣 3 枚，红糖 30 克，煎水饮用。可温经散寒，适用于寒性痛经及黄褐斑。

【注意】红糖含杂质较多，容易产生细菌，最好煮开后再服用。阴虚内热及糖尿病患者不宜食用红糖。

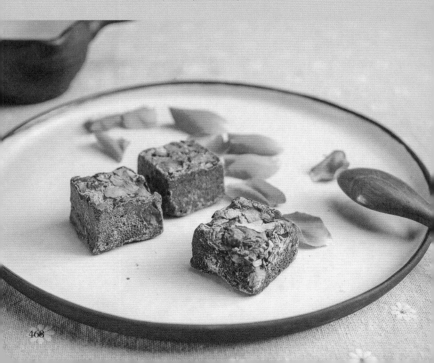

22

星期日

农历
七月十五

中元节

民间有"女子不可百日无糖"的说法。

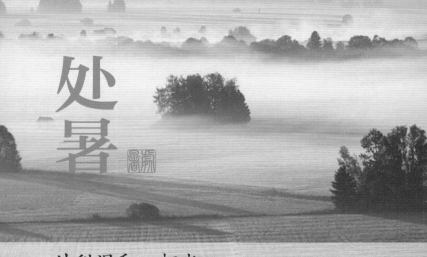

处暑

甘甜温和一杯水
益气养血全靠它

红糖就是女性的养生佳品，我国自古就有产妇吃红糖、妇女月经期喝红糖水补血的习俗。红糖味甘，性温，具有益气养血、健脾暖胃、活血化瘀的功效，还具有强烈刺激机体造血的功能。年轻女孩月经期喝点红糖水，可有效缓解腹部的坠胀感和不适感，特别是对由于受寒、体虚所致的痛经症状有明显功效；对更年期女性来说，喝红糖水能使皮肤光滑，持续美白；而对于年老体弱的女性来说，红糖可以散瘀活血，利肠通便，有非常好的疗虚、延缓衰老的作用。

红糖可直接煮水喝，也可以选择配以红枣、银耳、枸杞、生姜等，每天进食30克左右为宜。但红糖含杂质较多，不宜直接食用，最好煮开。阴虚内热及患有糖尿病的人不宜食用。

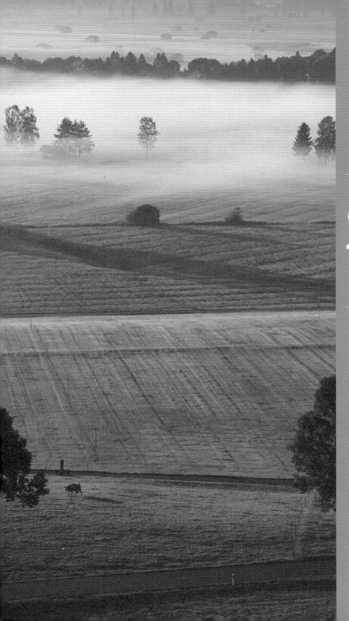

2021 年

8 月

23

星期一

农历
七月十六

471

外邪所致失眠治疗

六淫邪气所致失眠病为热象者，可多吃性味寒凉食物，以达到清热、除烦、安神的作用。清热除烦可吃豆腐和淡豆豉。

豆腐 味甘，性凉，有益气和中、生津润燥、清热解毒的功效，同时含多种微量元素和维生素。常食可补中益气、清热润燥、生津止渴、清洁肠胃。

淡豆豉 味苦，性寒，具有解表、除烦、宣郁、解毒之功效，用于伤寒热病、寒热、头痛、烦躁胸闷、虚烦不眠。可佐餐使用，如制作淡豆豉蒸鲫鱼、淡豆豉鸡肉煲等。

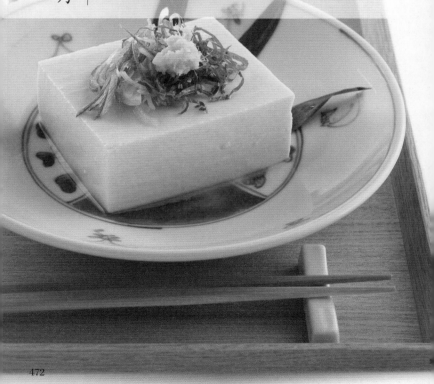

24

星期二

农历
七月十七

六淫邪气侵犯、扰乱了人体阳气的正常运行而致失眠；
外邪属阳，六腑又为阳，阳道实，出现病症，表现出阳
热之象，故有"身热不得卧"。

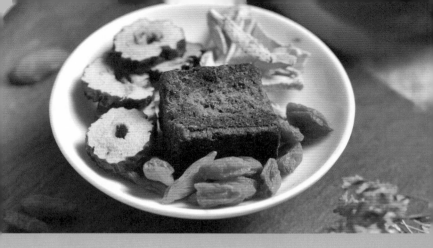

气郁质
抑郁焦虑型　宜胸有朝阳

体质特征　形体偏瘦、情绪抑郁、忧虑脆弱；低沉郁闷、嗳气呃逆、喜叹息；多疑、易失眠；两胁串痛无定处，乳房胀痛，咽有异物感。

多参加集体性的运动，解除自我封闭状态；多结交朋友，及时向朋友倾诉不良情绪；主动寻求快乐，多参加社会活动；常看喜剧、滑稽剧，听相声，以及看富有激励意义的电影、电视，勿看悲剧、苦剧，多听轻快、开朗、激动的音乐；多读有乐趣的、展现美好生活前景的书籍。

饮食起居　可多食小麦、葱、蒜、黄花菜、海带、海藻、萝卜、金橘、山楂、玫瑰花等具有行气解郁、消食醒神作用的食物；亦可间断地食用一些山药、茯苓等健脾养脾的食物；可少量地饮低度酒，以活动血脉、行血气，有一定振奋情绪的作用。

25

星期三

农历
七月十八

养生策略　多交朋友，解除封闭，适当运动。

养生食疗方

郁金佛手百合汤

郁金 10 克，佛手 10 克，百合 30 克，洗净煮水，代茶饮。

郁金 味辛、苦，性凉，入心、肝、胆经，芳香透达，可升可降，具有行气活血、疏肝解郁、清心开窍、清热凉血的功效。

佛手 味辛、苦、酸，性温，入肝、脾、肺经，具有疏肝理气、和胃止痛的功效。

百合 味甘、微苦，性微寒，入心、肺经，具有养阴润肺、清心安神的功效。

该方具有行气解郁、养心安神作用，适用于肝郁气滞、胸胁胀满、失眠多梦的人群。

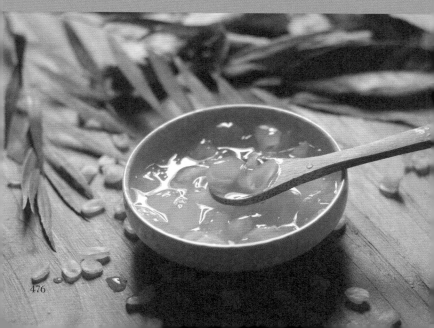

26

星期四

农历
七月十九

禁忌证　气虚胃寒、食少泄泻者宜少用之，凡阳虚或头
痛而恶寒者均应忌用。

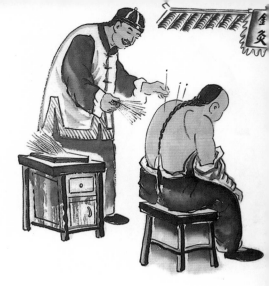

大椎穴
调和阴阳显"奇效"

大椎穴有解表、疏风、散寒、温阳、通阳、清心、宁神、健脑、消除疲劳、增强体质、强壮全身的作用。

定位 在后正中线上，第七颈椎棘突下凹陷中。

大椎穴保健方法

① 用热水冲洗或者热敷大椎穴能够很快地缓解人体的疲劳，并且减轻颈肩部的不适感。

② 按摩、艾灸大椎穴能够提高人体免疫力。

③ 风热感冒时，取大椎穴刺络拔罐；或者风寒感冒、体虚感冒时，用隔姜灸大椎穴均有很好的疗效。

④ 高血压患者，取大椎穴刺络拔罐放血，能有效改善相关症状。

478

27

星期五

农历
七月二十

大椎穴是督脉、手足三阳经之会，有"诸阳之会"之称。

立秋以后还能不能吃西瓜？

夏季吃西瓜可消暑解暑，还能利尿解毒。但有些养生观念却认为，立秋后不能吃西瓜。立秋后不吃西瓜的说法并不确切，西瓜含有大量水分和葡萄糖、氨基酸、维生素等，在炎热的夏天是必备食品。立秋后能不能吃西瓜，不在于时节，而在于吃西瓜的人的体质。西瓜属寒凉之物，立秋后天气转凉，若脾胃强盛的人吃则没问题。但虚胖、手脚冰凉的人大多脾胃虚寒，易因外界环境、食物的刺激，令胃肠功能紊乱，出现腹痛、腹泻等消化道症状，因而立秋后不宜吃西瓜。

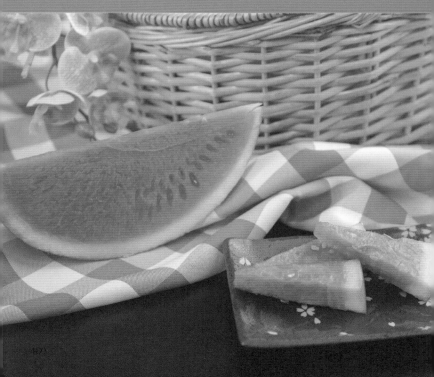

28

星期六

农历
七月廿一

老人、小孩及脾胃虚寒的人，立秋后应少吃西瓜。

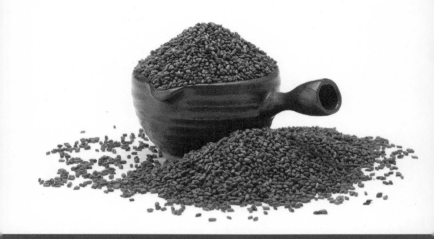

秋季预防高血压

决明子海带汤

秋天气温变化快，昼夜温差大，人体受到寒冷刺激后，会导致交感神经兴奋，全身毛细血管收缩，导致脑部缺血、缺氧，加速血栓的形成。

决明子海带汤

材料 海带100克，排骨200克，决明子20克，姜2片、盐适量。

做法

①将海带洗净备用，排骨洗净，放入开水中焯一下，去掉血水和杂质，然后再冲洗一次，备用。

②在锅中倒入1000毫升水，然后放入全部材料，用大火煮20分钟左右，再加少许食盐调味即可。

此汤具有明目、通便、利尿、化痰、降血压之功效。

29

星期日

农历
七月廿二

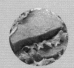

秋季是高血压的高发时期，应特别注意。

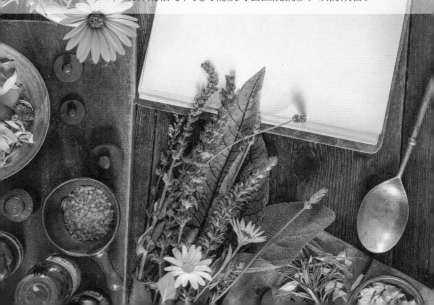

天气骤变 当心急性闭角型青光眼

急性闭角型青光眼的表现为眼胀痛、眼红、视力下降，严重者有头痛、恶心、呕吐等症状。以下几种情况容易被误诊。

① 偏头痛、眉棱骨痛、鼻根酸胀，容易被认为是神经性疼痛。

② 头痛伴有高血压，容易被认为是高血压引起的疼痛。

③ 头痛、恶心、呕吐，容易被认为是颅内压增高引起的。

④ 恶心、呕吐，容易被认为是急性胃肠炎。

若突然出现视力下降、虹视、眼胀痛、眼红、头痛，甚至恶心、呕吐等不适症状，可能是急性闭角型青光眼发作的信号，此时需及时去医院就诊，以防致盲。

30

星期一

农历
七月廿三

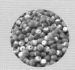

秋风起，天气逐渐转凉，容易诱发急性闭角型青光眼。

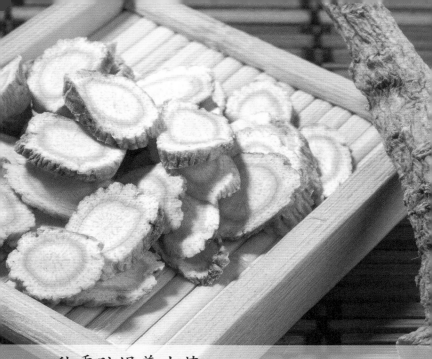

秋季防燥养生茶

　　秋天的主要气候特点是干燥，燥邪容易从口鼻而入，侵犯人体，从而产生鼻咽干燥、干咳少痰、皮肤干燥、失眠、便秘等病症，中医称之"秋燥"。在此推荐一款防燥养生茶。

西洋参茶

西洋参3克，麦冬1克，煮沸后用文火煮约1小时即可。

此茶具补气养阴、清火生津润肺之功效，适用于气阴两虚而实火内盛者及肺肾阴虚火旺者。

注意　虚寒病患者慎用，西洋参每天用量不应超过5克。

2021 年

8 月

31

星期二

农历
七月廿四

秋燥宜润肺养生，多喝茶水来降火。

秋季调补有佳品

二子茶

枸杞 15 克，五味子 6 克，沸水冲饮。

枸杞填精养血、滋补肝肾；五味子益气生津、补肾宁心。两味相配可以养五脏之阴、益心肺之气，是老年人秋季调补气阴的佳品。感冒患者忌服。

小贴士

日常还可冲泡菊花、金银花、甘草等，可清热解表、清肝明目。

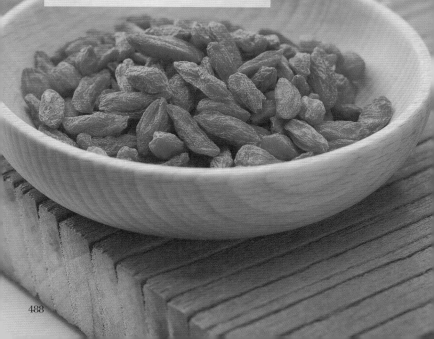

2021 年

9 月

1

星期三

农历
七月廿五

"枸杞子，为肝肾真阴不足，劳乏内热补益之要药。老人阴虚者十之七八，故服食家为益精明目之上品。"

——《本草经疏》

妇人脏躁的治疗

　　脏躁是情志方面的疾病，是以精神忧郁、烦躁不安、哭笑无常、呵欠频繁作为主要症状的一种病症。妇人脏躁可使用小麦、百合滋养心阴、清热除烦。

　　小麦　味甘，性凉，为"肝之谷而善养心气"，能和肝阴之客热，养心安神除烦。尤适用于心血不足、心悸不安、多呵欠、失眠多梦、喜悲伤欲哭、脚气病、末梢神经炎、体虚、自汗、盗汗、多汗等症患者。

　　百合　味甘，性寒，可滋养心阴，适用于心阴虚导致的心烦不眠、精神恍惚等症状。百合养阴润肺，还适用于阴虚燥咳、劳嗽咯血等症。

2

星期四

农历
七月廿六

脏躁多见于孕期和产后，中医认为由心阴受损、肝气失
和所致。

温阳治腹痛

《诸病源候论·腹病诸候》说："久腹痛者脏腑虚而有寒，客于腹内，连滞不歇，发作有时。"意思是说阳气素虚、脏腑虚寒，其腹痛久延不愈，病程缠绵。在此推荐虚寒型腹痛可使用的食疗方——当归生姜羊肉汤。

当归生姜羊肉汤

材料 当归10克，生姜15克，羊肉250克，葱10克，黄酒15毫升，盐5克。

做法

①将羊肉切块焯水备用；当归清水洗净，葱、姜切片备用。

②羊肉、葱、姜、黄酒、当归同放砂煲内，加开水适量，武火煮沸后，改用文火煲1小时左右，放盐调味后即可食用。

禁忌 阴虚有热、温盛中满者不宜用本汤；发烧、上火、咽喉疼痛的人忌用。

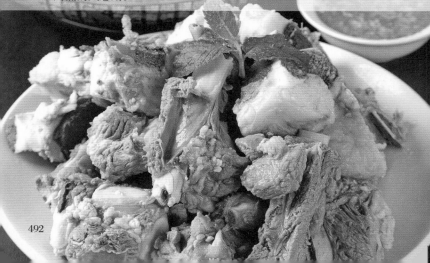

3

星期五

早在汉代张仲景的《金匮要略》就记载有当归生姜羊肉
汤，此汤具有益气补血、温中祛寒的作用，适合阳虚、
血虚体质者食用。

固表粥

材料 黄芪 20 克，白术 10 克，防风 10 克，大枣 6 克，大米 50 克，粳米 100 克。

做法

① 将大米洗净泡发，防风洗净，用温水稍泡至回软后，捞出沥干水分。

② 锅至火上，倒入清水，放入大米和粳米，用大火焖煮至米粒开花，再加入黄芪、白术、防风、大枣，用小火熬至成粥，闻见香味时，根据个人口味加入白糖或食盐。

此粥具有益气养血、脱敏的功效，适合过敏性体质者食用。

禁忌证 燥热内盛、阴虚火旺体质的人群慎用，高血压患者禁用。

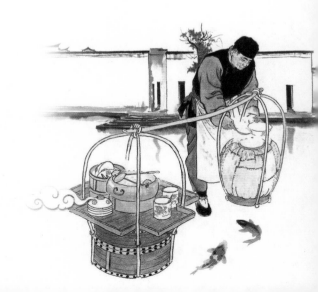

4

农历
七月廿八

该方具有益气固表、养血防过敏的功效。适用于表虚易
过敏的人群。

『秋老虎』发威话脾胃

　　秋老虎的气候特点是：由热渐凉，但盛夏余热未消；白天气温仍然很高，加之时有阴雨绵绵，湿气较重。

　　脾恶湿，湿为长夏主气，容易困脾，因此长夏养生重在健脾、祛湿；夏天已过，阳气渐降，阴气渐长，不宜贪凉损阳（如生冷饮食、空调电扇、忘盖衣被等）；宜心平、气和、情悦；适当多吃些甘味、具有健脾祛湿的食物如山药、薏苡仁等。平时还可多练习"养脾小动作"。

　　擦丹田　将两手掌平行横放在脐下小腹中央处，同时上下摩擦 30 次，以渐感发热为度。

　　动脚趾　脾胃对应足二趾。脾胃虚弱的人可经常活动脚趾，以使体内气血通畅、阴阳平衡、扶正祛邪。如果特别注意对足二趾的保健，就能起到调养脾胃的作用。时间最好控制在 15 分钟左右，睡前进行最为方便。

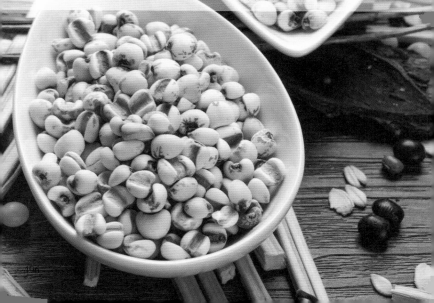

5

农历
七月廿九

中医认为"长夏应脾"。"长夏"实际是从立秋到秋分
的时段，又俗称为"初秋""秋老虎"。

茯苓粉让您容光焕发

女性在 35 岁时颜面开始失去荣润光泽，头发也有脱落，42 岁时三条阳经（太阳、阳明、少阳经）的经气开始从面部衰退，颜面出现暗沉无光或色斑，头发开始变白。故女性应尽早从内在开始调理和保养，使气血充足、经络通畅而至颜面容光焕发。

建议每日 1 小匙茯苓粉，洗面或外擦，早晚各 1 次。

茯苓有利水渗湿、健脾安神之功，不但是一种保健药物，也具有美白祛斑的美容作用。古方玉容散、三白汤、七白散等都有茯苓，长期使用可益气养阴、润泽肌肤、美白养颜。

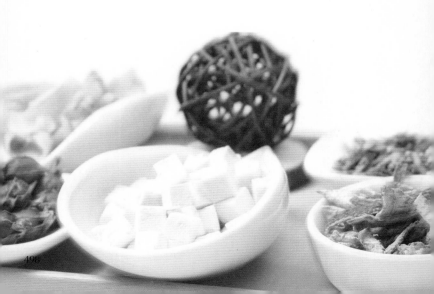

2021 年
9 月

6
星期一

农历
七月三十

茯苓味甘、淡，性平，入心、脾、肾经。《神农本草经》
记载有"安魂、养神、不饥、延年"的功效。自古被视
为"中药八珍"之一，也被称为"四时神药"。

白露

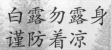

白露勿露身
谨防着凉

白露时节，天气渐凉，受凉后可至旧疾复发，部分人可能有失眠、手脚发凉的症状。

"白露节气勿露身"，早晚已凉，应及时添衣，夜间的凉意明显，应撤掉凉席，关窗，换上长袖长裤入睡。

小贴士

揉肾经　盘腿坐于床上，脚心相对，两脚心涌泉穴是肾经的起始穴，这样可以连通肾经，然后双手握住小腿肚的肌肉，稍用力向外翻，让双手尽可能大面积地握住小腿肚肌肉，向外上方边翻边按摩，反复操作直至小腿发热为止。

7

星期二

农历
八月初一

"凉风至，白露降，寒蝉鸣，暑去寒来。" ——《礼记》

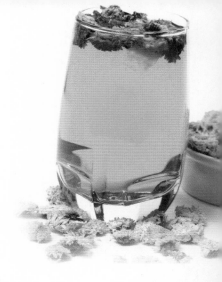

"清肠通便"
您做到这些了吗?

清肠通便方法

勤做肛操运动

对排便的精细控制来源于肛门及盆腔底部的肌肉群,而提肛运动能通过多种途径增强直肠壁对粪便的刺激,提高排便肌肉群的排便效率,您可以勤做肛门操。

方法:踮脚收肛站立,双手叉腰,双脚交叉,踮起脚跟,同时肛门上提,持续5秒钟,还原,重复10～20次。

多做腹式呼吸

中医讲究"导令气和",而腹式呼吸又是"导"的主要方式之一。

方法:仰卧于床上,松开腰带,放松肢体,思想集中,排除杂念,进入气功态。由鼻慢慢吸气,鼓起肚皮,每口气坚持10～15秒钟,再徐徐呼出,每分钟呼吸4次。

2021 年

9 月

8
星期三

农历
八月初二

"长生要清肠，不老须通便。"——晋代葛洪《抱朴子》

"头上青丝如墨染"是诸多女性所追求的，头发乌黑亮丽，不光给人以美感，更是一个人健康的标志。气血的充沛，是头发健康的物质基础，而运行气血的经脉不通畅，则使气血津液难以上达巅顶养发，发失所养，则头发缺乏弹性，出现干枯、分叉、无光泽甚至脱发。

为了让您拥有靓丽秀发，应注意以下几点。

① 保证充足的营养和睡眠。

② 选择合理的洗发护发产品，不要频繁烫染头发。

③ 自我按摩法：每日以指腹从前发际线梳至后发际线，注意梳遍整个头部。每次 5 ～ 10 分钟，每日 2 ～ 3 次（将指甲剪短，避免抓破头皮，此法睡前不宜使用）。

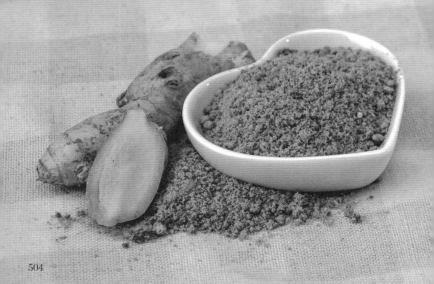

9

星期四

农历
八月初三

"血盛则荣于头发，故头发美；血气衰弱，不能荣养，
故头发脱落。"
　　　　　　　　　　　　——《诸病源候论》

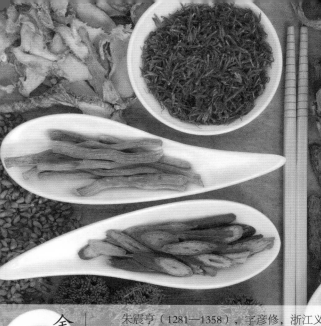
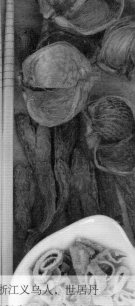

金元四大家之朱震亨

朱震亨（1281—1358），字彦修，浙江义乌人，世居丹溪之边，因以为号。他跟随许白云学习程朱理学，30 岁时才改儒学医，拜名医罗知悌为师，对刘、张、李各派学术都做过认真研究，成为当时著名的医学家。主要著作有《格致余论》《局方发挥》。他充分研究了《内经》以来各家学说关于"相火"的见解，创造性地阐明了"相火"有常有变的规律，提出了著名的"阳常有余，阴常不足"的观点，临症治疗上提倡滋阴降火之法，世称"滋阴派"。他同时强调节制食欲、"色欲"的重要性，提出"百病皆因痰作祟"的观点。他的学说在国内有很大的影响，被誉为"集医之大成者"。在国外，日本于 15 世纪曾成立过"丹溪学社"，专门研究他的学说，他被日本后世派尊为"医圣"。

10
星期五

农历
七月初四

教师节

金元四大家指金元时期（1115—1368）的刘完素、张
从正、李杲、朱震亨四位著名医学家，此四人代表了四
个不同的学派。

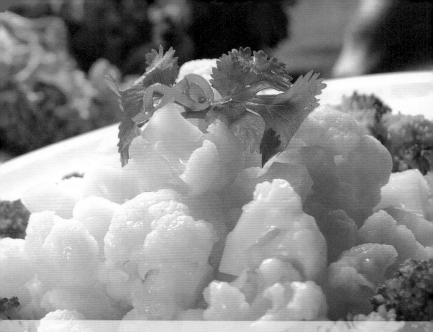

花菜——餐桌上的常客
曾经是欧洲治病的良药

花菜是一种大家都喜爱的蔬菜，不仅营养丰富，而且细嫩清甜，烹炒后柔嫩可口、味道鲜美，食后也极易消化吸收。花菜还是含类黄酮最多的食物之一，能够阻止胆固醇氧化，防止血小板凝结，减少心脏病与卒中的发生。此外，花菜还可增强肝脏解毒能力并能提高机体的免疫力，预防感冒和坏血病的发生。18世纪时，欧洲一位内科医师布哈尔夫将蜂蜜调入煮熟了的花菜嫩茎叶汁中，对治咳嗽和肺结核病有帮助，此药又名布哈尔夫糖浆，因其便宜有效，当时被称为"穷人的医生"，享誉医药界。

11

星期六

农历
八月初五

花菜最早起源于欧洲地中海沿岸，有白绿两种，绿色的
又叫西蓝花。

谷肉果菜样样好 均衡搭配才相宜

　　五谷是人体赖以生存的基本物质，五果能辅助补充营养，五畜可补益五脏精气，五菜有协同充养作用。要注意饮食合理搭配，只有平衡饮食，才能保证我们必需的热能和各种营养素的供给，维持人体的健康。

　　五谷泛指各种粮食作物，是提供能量来源的基本物质，每人每天摄入 250 ～ 400 克为宜，尽量粗细搭配；五果泛指各种果品，能提供丰富的维生素 C、胡萝卜素及膳食纤维，每人每天摄入 200 ～ 400 克为宜；五畜指牛、狗、猪、羊、鸡，即各种肉类，是人类蛋白质、维生素、矿物质的重要来源，每人每天摄入 100 ～ 150 克为宜；五菜是指各种蔬菜，可为人体提供多种维生素，富含维生素 C、胡萝卜素和膳食纤维等，每人每天摄入 300 ～ 500 克为宜。

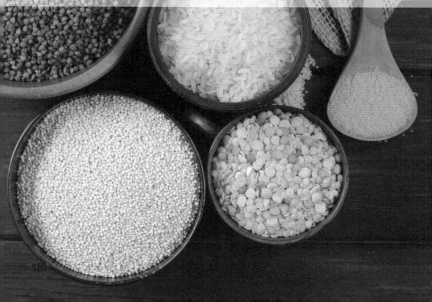

12

农历
八月初六

"五谷为养，五果为助，五畜为益，五菜为充。"

——《黄帝内经》

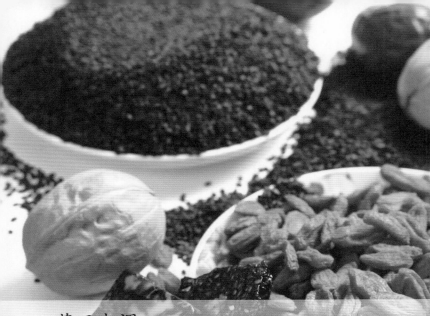

营卫失调
所致失眠的治疗

　　老年人气血衰弱、肌肉枯槁，气道就艰涩不通、五脏之气失和、营气衰少、卫气内扰、营卫失调，不能以正常规律运行，导致白天精力不充沛，而夜里难以入睡。营卫失调所致失眠病者，可吃以下两种食物以补益精血、调和营卫。

　　何首乌　味苦、甘、涩，性微温，有补肝肾、益精血、解毒、润肠通便等功效，用于精血亏虚、头晕眼花、须发早白、腰膝酸软等。

　　阿胶　味甘，性平，有补血、滋阴、润肺、止血的功效，用于热病伤阴、心烦失眠、阴虚风动等。另应注意，本品黏腻碍胃，故脾胃虚弱者慎用。

2021 年

9 月

13

星期一

农历
八月初七

"老者之血衰，其肌肉枯，气道涩，五脏之气相搏，其
营气衰少，而卫气内伐，故昼不精，夜不瞑。"
——《黄帝内经·灵枢·营卫生会》

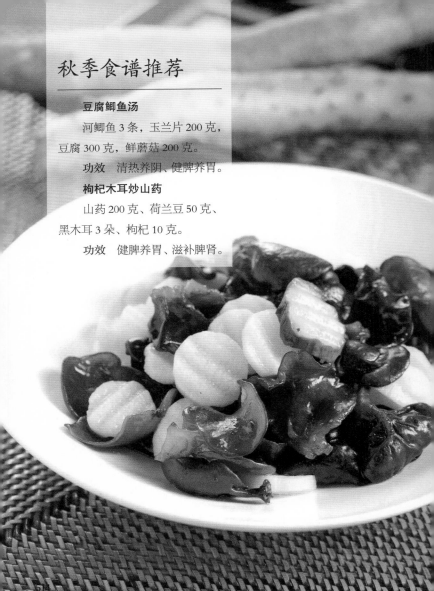

秋季食谱推荐

豆腐鲫鱼汤

河鲫鱼 3 条，玉兰片 200 克，豆腐 300 克，鲜蘑菇 200 克。

功效　清热养阴、健脾养胃。

枸杞木耳炒山药

山药 200 克、荷兰豆 50 克、黑木耳 3 朵、枸杞 10 克。

功效　健脾养胃、滋补脾肾。

14

星期二

农历
八月初八

豆腐为补益清热养生食品，常食可补中益气、清热润燥、
生津止渴、清洁肠胃。

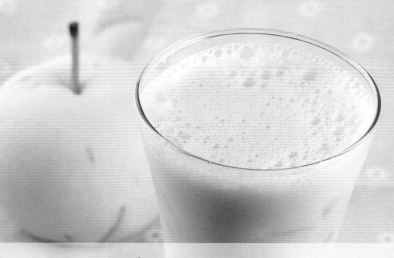

五汁饮　清热止渴祛秋燥

　　口干、失眠、全身酸痛、便秘……进入秋天很多人容易有秋燥的症状。秋季天气转凉，人体湿气容易郁闭经络，寒气外闭，湿邪在里郁闭阳气而化热，从而形成外寒内热的情况。秋燥分为温燥和凉燥，通常温燥的人舌质红、手脚心发热、少苔或者苔干，凉燥的人手脚发凉、舌质淡红、苔薄白干燥。秋燥通过合理的饮食、调理作息就能缓解症状。

　　可饮用五汁饮祛温燥：取芦根切块，梨、荸荠、鲜藕、麦冬榨汁，五种食材按照1∶1的比例，加适量水，每天饮用200毫升左右即可。糖尿病患者慎用。

15

星期三

农历
八月初九

保持神志安宁，情绪积极，要早睡早起，睡好"子午觉"。

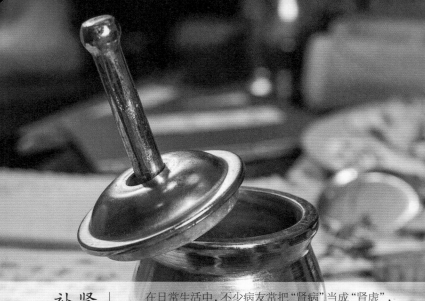

肾病非肾虚
补肾不当伤不起

在日常生活中，不少病友常把"肾病"当成"肾虚"，以至于得了肾病就去找一些偏方补肾，或认为自己肾虚了，要求医生按肾虚来治疗。殊不知肾病与肾虚是两个完全不同的概念。肾病是肾脏结构与功能受损引起的疾病，主要表现为蛋白尿、血尿、水肿、高血压、肾功能异常等，需要靠化验检查才能确诊；而肾虚是肾精、肾阴、肾阳亏虚引起的症候，主要表现为疲乏无力、腰膝酸软、发育迟缓、早衰、性功能障碍、经少经闭等，需要靠中医医师通过望闻问切才能确定属于肾阴虚还是肾阳虚。

如果得了肾病，同时伴有肾虚的一些症状，医生会适当进行补肾治疗；如果有了肾虚证，同时检查发现尿液、肾功能异常，则在补肾的同时，还应积极治疗肾病。

16

星期四

农历
八月初十

"肾者主蛰，封藏之本，精之处也。"

——《黄帝内经·素问·六节脏象论》

秋季养生食谱

黄精粥

黄精 15 ~ 30 克（或鲜黄精 30 ~ 60 克），粳米 60 克，白糖适量。

功效 滋阴润肺、平咳去痰。

甘蔗粥

甘蔗汁 800 毫升，高粱米 200 克。

功效 补脾消食、清热生津、养阴润燥。

17

星期五

黄精味甘，性平，其肉质根状茎肥厚，含有大量淀粉、脂肪、蛋白质、维生素和多种其他营养成分。

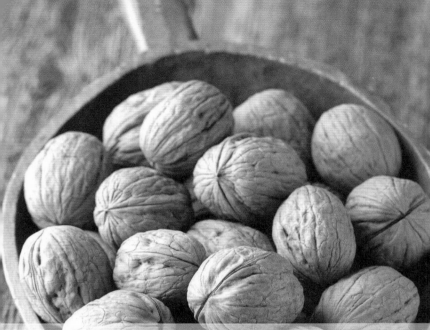

警惕老年性痴呆

老年性痴呆，学名为阿尔茨海默症，是一种缓慢进展的脑部神经系统疾病。若发现老年人的知觉、智力、记忆力等方面持续性、进行性严重减退，则可能发展为老年性痴呆。《黄帝内经·灵枢·海论》云："脑为髓之海。"中医认为，脑又称脑髓，是全身精髓与神明汇合而发出的地方。老年性痴呆，多是由于先天禀赋不足，或者年老肝肾亏虚、气血不足，脑髓失去濡养所致。故中医多采取滋补肝肾、填髓健脑的方法进行老年性痴呆的预防和治疗。

在此向您推荐预防老年性痴呆的一款食疗方：核桃 30 克，粳米 150 克，大枣 10 枚，将以上 3 种材料洗净，熬粥，每日早晚服用。本方有益肾健脑、补气养血的功效。

18

星期六

农历
八月十二

"诸髓者，皆属于脑。"
　　　——《黄帝内经·素问·五脏生成篇》

好喝又养身的秋季饮品

　　秋天早晚温差渐渐变大。地表阳气下降，燥热非常，而地下寒气开始上升至地表，此时寒热与地表交接，湿气濡生。秋老虎湿热难耐正因如此，在此向您推荐特色饮品——蜜枣菊花雪梨汁。

蜜枣菊花雪梨汁

　　材料　蜜枣 2 枚，菊花 5 克，雪梨 1 个，冰糖适量。

　　菊花和雪梨，清热润燥，配上蜜枣缓和菊花的苦寒，更适合秋季服用。蜜枣有补血、健胃、益肺、调胃之功能，对老人、儿童、产妇滋补皆有益效，更是老少皆宜的食品。蜜枣含糖量高，不适合糖尿病患者。

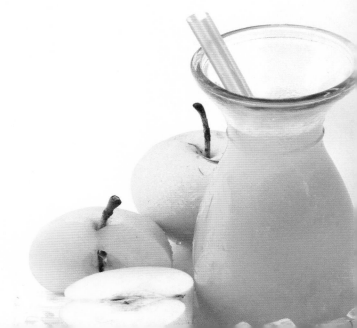

19

星期日

农历
八月十三

"秋伤于湿，冬必咳嗽。"　　　　　——《黄帝内经》

养生汤 让您的皮肤亮起来

根据季节变化进行食疗可辅助改善体质，九月要防秋燥，宜多食百合、杏仁、冬瓜、黄瓜、梨等。平时多食用新鲜水果，用瓜果敷面可以降低角质层厚度达到去除老化角质层的效果。在此，特别推荐一款养生汤。

北芪炖乌鸡汤

材料 乌鸡一只 1000 克，北芪 50 克。

做法 乌鸡去毛及肠杂，加水适量，与北芪同入瓦罐，隔水炖至鸡肉酥烂，加少许食盐调味即可，另外可添加红枣、黑豆数粒炖煮。

功效 滋补气血，用于肾气不足、阴血亏虚。

禁忌 乌鸡不能与甲鱼、鲫鱼、鲤鱼、虾子、葱、蒜同食；北芪恶白鲜皮，畏五灵脂、防风。

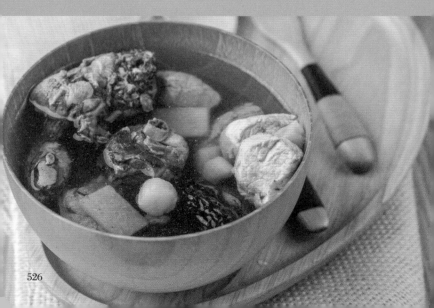

20
星期一

农历
八月十四

中医理论认为：面部肤色暗黄、色斑，多与气血瘀滞相关。

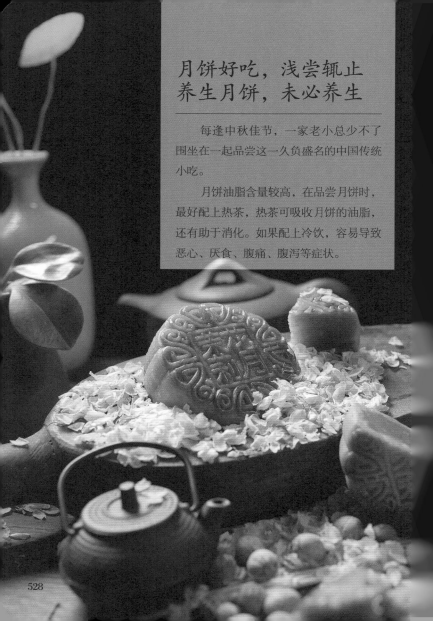

月饼好吃，浅尝辄止
养生月饼，未必养生

每逢中秋佳节，一家老小总少不了围坐在一起品尝这一久负盛名的中国传统小吃。

月饼油脂含量较高，在品尝月饼时，最好配上热茶，热茶可吸收月饼的油脂，还有助于消化。如果配上冷饮，容易导致恶心、厌食、腹痛、腹泻等症状。

21

星期二

农历
八月十五

中秋节

宋代文豪苏东坡曾有诗形容月饼"小饼如嚼月，中有酥
与饴"。

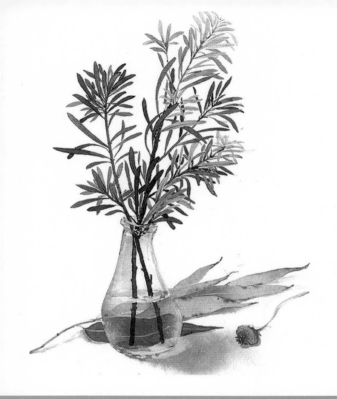

秋季宜养气调神

秋天应该特别注意养气调神，要做好"收气"的工作。秋天容易让人产生失落之感。这时，很多人会精力减退、性情忧郁、情绪紧张、动作迟缓、反应差。《黄帝内经》说："悲则心系急，肺布叶举，而上焦不通，营卫不散，热气在中，故气消矣。"因此，秋季最重要的养生秘籍就在于舒缓压力，拥有正面积极的心态。

22

星期三

农历
八月十六

"使志安宁，以缓秋刑，收敛神气，使秋气平，无外其
志，使肺气清，此秋气之应，养收之道也。"

——《黄帝内经》

秋分

《春秋繁露·阴阳出入上下篇》云："秋分者，阴阳相伴也，故昼夜均而寒暑平。"秋分时节，正如人们常常所说的那样，到了"一场秋雨一场寒"的时候。

多吃一些清润、温润为主的食物，比如：芝麻、核桃、糯米等。秋分后寒凉气氛日渐浓郁，如果本身脾胃不好，经常腹泻，水果吃多了有可能诱发或加重疾病，此时除纠正不良饮食习惯外，可采取摩腹法改善胃肠道功能。

秋分平分阴阳，《黄帝内经·素问·生气通天论》中记载："阴平阳秘，精神乃治，阴阳离决，精气乃绝。"阴平阳秘是人体的绝佳状态，可在此时进食膏方，根据个人体质调养身体，增强体质。

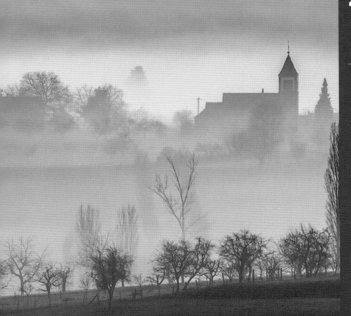

2021 年

9 月

23

星期四

农历
八月十七

533

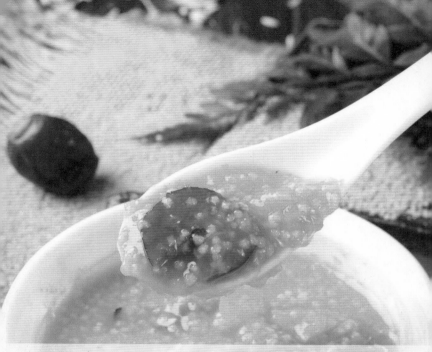

秋分时，气候干燥，燥邪易伤肺，肺主皮毛，故人在此时易出现皮肤干燥、脱屑瘙痒、口唇干裂等症状。在饮食上多食润肺生津、滋阴润燥功效的食物，以滋养皮肤，如芝麻、梨、百合、甘蔗、银耳、蜂蜜等。

在这里向大家推荐一款百合甘蔗粥。

材料 百合50克，甘蔗汁800毫升，小米200克。

做法 甘蔗洗净榨汁，小米淘洗干净，百合洗净，将甘蔗汁与百合、小米放入锅中，再加入适量的清水，小火慢炖煮成薄粥即可。

本粥在秋燥时节服用可清肺生津、滋阴润燥。

秋分干燥 食疗帮忙

24

星期五

农历
八月十八

百合味甘、微苦，性微寒，具有养阴润肺、清心安神之功效。

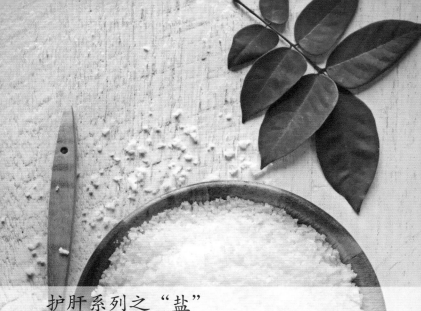

护肝系列之"盐"

中国人的餐桌一向崇尚色、香、味俱全，但在鲜香美味的同时也因高盐、高油引发多种疾病，除大家熟知高盐可导致高血压、心脏病外，高盐也可导致肝脏损伤和肝纤维化的发生。

在实际临床中，肝硬化患者就是严格要求其控制食盐（氯化钠）的摄入量。日常中，肝硬化无水肿或水肿轻微者，每日吃盐不得超过5克；水肿严重者，盐的摄入量不得超过1克，甚至应严格限制钠的摄入。

盐为咸之味，中医认为其可入肾经、补心气，其药用价值在于中药饮片的盐炒炮制或作为引经药引药气入肾脏。在临床治疗中，用中药和盐混合，布包加热后熨小腹或胁部，治疗脾肾阳虚的肝硬化、小便不利、腹胀和肝气虚的胁痛不适等有较好的效果。

25

星期六

农历
八月十九

民以食为天，菜以盐为本。

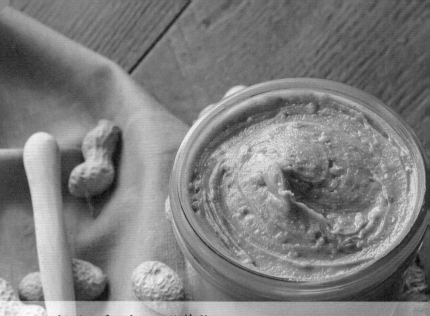

护肝系列之"酱"

"春不食酱，秋宜食酱"，日常中可以吃一些豆类酿造的豆酱，粮食酿造的面酱，可以增滋味，消食毒，助消化。酱虽好吃，但要小心发霉的酱引发肝癌。

花生酱 是容易发霉的食物之一，要注意保管，花生酱霉变后最容易产生黄曲霉素，黄曲霉素已被许多研究证实与肝癌病变有关，增加患肝癌的风险。

酱油 是从豆酱演变和发展而成的，性能与酱相似，除含有多种氨基酸外，其氯化钠（食盐）的含量占 12% ～ 14%。肝病腹水患者应该限制酱油的摄入；慢性肝病患者还要注意不宜过多食用铁强化酱油，因为铁摄入过多，易在肝脏沉积，加重肝纤维化程度。

26

农历
八月二十

酱，起源于中国。《本草纲目》记载有用酱涂治烫火伤、
解毒、治妊娠尿血的功效。

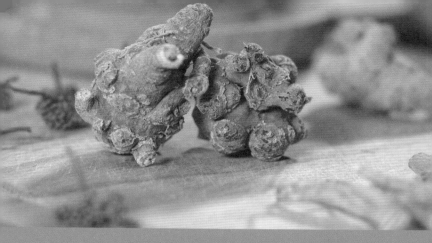

中药故事系列　三七

　　从前，有两个结拜兄弟，义弟得了病，口鼻流血，大小便也有血，面无血色。义兄见了，急忙从自家后院挖了一棵药草，给义弟煎服，几天后，义弟的病就好了。义弟向义兄讨要了一株救命的药草，义兄再三叮嘱："这神奇的药草，千万不要被人偷走了。"

　　有一天，财主的儿子也得了出血症，全城的郎中都无计可施，财主说："谁能治好我儿子的病，我给他五十两银子，一百担米。"义弟得知后，就把自己种的药草挖出来给了财主。没想到，药草没有效果，财主的儿子血尽身亡了，义弟被财主押送到县衙要他偿命。义弟辩解说："这是我义兄祖传的神药，能活血散瘀、消肿定痛，当初我得了出血症，就是这药草治好的。"义兄听闻义弟的事情，大呼："你那棵药草才长了一年，还没有药性呢！一般 3～7 年药力才会最强。"后来，人们为它取名为"三七"，牢记此药草需长到 3 年才会有药力，而 3～7 年的药效最好。

2021 年

9 月

27

星期一

农历
八月廿一

三七，味甘、微苦，性温，有散瘀止血、消肿定痛的功效。

假期出游小妙招

　　每当各种黄金周、小长假来临，人们出游的热情一下子都被点燃了。然而，旅途中难免舟车劳顿，加上温差、睡眠不足及饮食不习惯等原因，外出旅游容易出现各种健康问题。

　　人的健康与饮食、水质、气候、时差等有密切关系，当这些环境突然改变，加上过度疲劳，就会引起身体的应激反应，出现腹泻、感冒、失眠、咽喉肿痛、便秘等症状。

小贴士

　　① 当环境改变时，充分的睡眠能让自己更快地适应当地环境。

　　② 旅途中出现咽喉疼痛、口腔溃疡、鼻出血、便秘等"上火"症状时，可以多吃水果、多喝水。适时补充维生素C或吃点六神丸也是不错的选择。

　　③ 外出背包里最好带上防腹泻药、感冒药、抗过敏药和外用药。年纪稍大的游客，应备点硝酸甘油或速效救心丸。

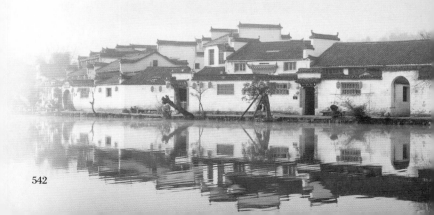

28
星期二

农历
八月廿二

错峰出行畅快游，安全意识放第一。

小小指甲破解身体健康密码

健康的指甲应该是平滑红润、有光泽的，厚薄适中，坚韧不脆，甲面没有纵横沟纹，指甲根部的甲半月（俗称的月牙）呈灰白色，边缘清晰，占手指甲的1/5左右，10个手指中应有4个以上是有月牙的。传统中医学认为，如果月牙变小或逐渐消失，说明人体的气血衰退，血液循环不好。特别是当它突然有了明显的改变，或者长期存在异常表现时，尤其应引起注意。

月牙过大　焦虑、紧张在脑力劳动者中比较多见；胃肠道溃疡患者要小心胃溃疡；心血管疾病患者要警惕脑溢血。

月牙过小或消失　消化功能较差，身体相对较弱，容易疲劳，如果本身患有胃肠道疾病则应提防十二指肠溃疡。当然，疾病的确诊还需要结合其他症状和医学检查，最后由医生来做出诊断。

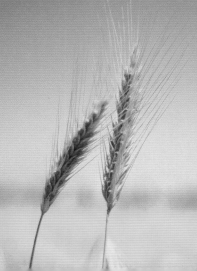

29
星期三

农历
八月廿三

世界心脏日

中医认为，指甲为脏腑气血的外荣，与人体的脏腑经络
有直接联系，能够充分地反映出人体生理、病理变化。

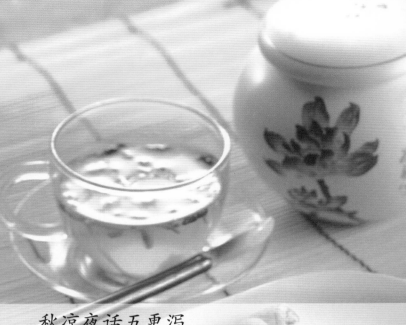

秋凉夜话五更泻

　　夏炎减去，秋凉渐深。夜渐寒凉，阳气渐少，阴冷渐多。

　　天人相应，人们纷纷加衣保暖。但还是有人跟不上气候变换的节奏，日渐畏寒，疲乏无力，怕食生冷食物，或大便稀薄，混杂不消化的食物。加上劳累，症状逐渐加重，继而出现肠鸣脐痛、四肢不温、腰膝酸冷、小便清长、夜尿频多。

　　这就是我们常说的"五更泻"，五更泻属脾肾阳虚所致。天寒应注意加衣保暖。平素可常服姜枣茶，有温中散寒、止呕、回阳通脉、补血益气的功效，加强体育锻炼。病重者，可去医院做中医调理，进行温补脾肾治疗。

30

星期四

农历
八月廿四

因肾阳虚，命火不足，不能温养脾胃所致，故而"五更泻"，又名"肾泄"。

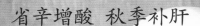

省辛增酸　秋季补肝

　　唐代著名医家孙思邈说："秋七十二日，宜省辛增酸，以养肝气。"意思是说，秋天要少吃辛味食品，多吃些酸味食物，以补养肝气。

　　秋季要贯彻"省辛增酸"的原则，多吃些苹果、石榴、山楂、柠檬、葡萄、杨桃、芒果、柚子等水果，以增强肝脏功能，达到补肝之目的。

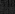

1

星期五

农历
八月廿五

国庆节

根据中医五行理论，肺属金、肾属水、肝属木、金克木，
即肺旺伤肝，影响肝的调节气血的功能。

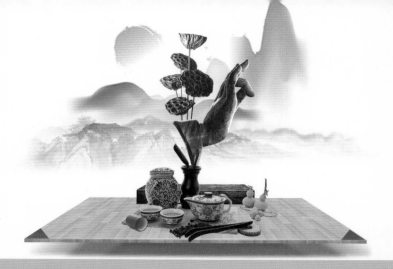

秋季润燥茶

秋季气候干燥，易受燥邪所扰，五脏中之肺与秋季相通。肺为娇脏，不耐寒热，喜润恶燥。燥胜则干，若燥邪袭肺，则常伴有咽干、鼻干、口干、干咳等症。然燥邪又有温燥、凉燥之别，温燥者常干咳，甚则痰中带血丝，舌质红、苔薄黄；凉燥者多恶寒，咳嗽咽干，痰白质稀，苔薄白，故以下茶饮可对症饮用。

生津代茶饮

材料　青果 5 个（捣碎），石斛 6 克，甘菊 6 克，荸荠 5 个（去皮），麦冬 9 克，鲜芦根 2 支（切碎），桑叶 9 克，竹茹 6 克，鲜藕 10 片，黄梨 2 个（去皮）。

功效　此茶生津育阴、清热润燥，可治疗口干咽燥、烦渴干咳的秋燥症，亦可治温病热盛、灼伤肺胃阴津、口中燥渴、咳唾白沫、黏滞不爽等。

2

农历
八月廿六

石斛味甘、淡、微咸，性寒，益胃生津，滋阴清热。

药补不如食补

药补不如食补。

养心安神属小麦

小麦　味甘，性平、微寒，有清热除烦、养心安神的功效，如心烦失眠者可用小麦与大米等份，大枣5枚一起煮粥服食。

健脾和胃有小米

小米　又名粟米，味甘，性平，有补中益气、健脾和胃的作用。小米粥可以健脾、益胃、补血，适用于脾胃虚弱、不思饮食、反胃呕吐、腹泻及产后、病后体虚者以及消化性溃疡患者食用。小米粥上面浮着一层细腻的黏稠物，俗称"米油"，营养尤其丰富，滋补力最强，有"米油可代参汤"的说法。

唐代名医孙思邈在《千金要方·食治卷》中指出："凡欲治病，先以食治，即食疗不愈，后乃用药尔。"意思是说凡病先用饮食调理，饮食调理无效再考虑药物治疗，因为是药三分毒，药物治病效力虽大，但易损害正气。

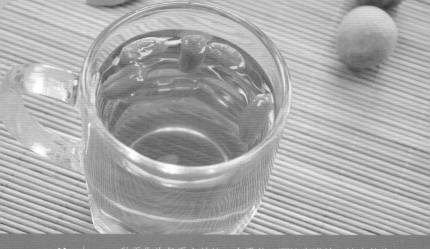

秋季饮水有讲究

　　秋季作为冬季之前的一个季节，要注意进补，让身体为抵御寒冷做好准备。而秋季里，人们还常常出现腹泻、上火的问题，与滋补身体颇有冲突，因此专家建议，秋季养生务必建立在多喝水的基础之上，才能有效滋补，提升身体的健康水平。

　　秋季与夏季不同，随着天气逐渐干燥，水分总是不知不觉地流失，而口渴的感觉也没有夏季发热、出汗后那么明显。所以秋季补水应当少量多次，避免长时间不喝水，一喝水就端起水杯一饮而尽。

　　生活中常喝的饮品包括白水、茶水、饮料等，白水不含能量，解渴，是日常生活中的最佳饮品，而白水中又以白开水为最佳。白开水容易透过细胞膜进入细胞促进人体的新陈代谢，增加血液中的血红蛋白含量，增强机体免疫功能，提高人体抗病能力，是最符合人体需要的饮用水。另外，白开水干净卫生、制作简单、经济实惠，也是饮品中的最佳选择。

2021 年

10 月

4

农历
八月廿八

秋季多饮白开水。

一味药粥 清肝解郁

《陈素庵妇科补解》调经门云："经正行发狂谵语……血此缘惊则气乱，恐则气结耳。"经期易出现经行情志异常，如烦躁易怒、心悸失眠等，多属心肝郁火。平时要积极锻炼身体，增强体质，注意身心健康，避免忧思恚怒。

加味栀子仁粥

材料 栀子仁 3 ~ 5 克，橘红 10 克，地龙 10 克。

做法 将栀子仁、橘红、地龙研成细末，先煮粳米，煮沸后加入橘红，待粥将成时，调入栀子仁和地龙末，稍煮即可，每日分 2 次食用。

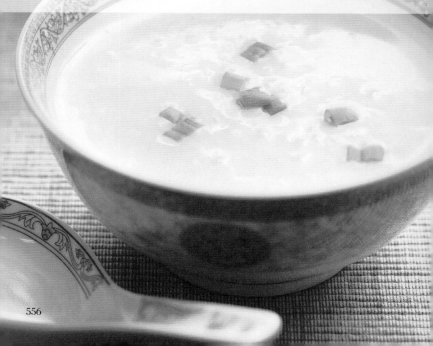

5

农历
八月廿九

加味栀子仁粥，出自《百病饮食自疗》，是一副防治肝
经郁火的经典食疗方，具有清肝解郁、宁心安神的功效。

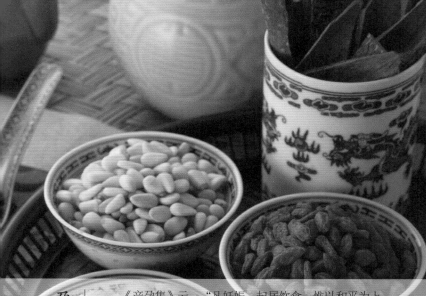

孕妈妈保健有古方

《产孕集》云："凡妊娠，起居饮食，惟以和平为上，不可太逸，逸则气滞；不可太劳，劳则气衰。"所以孕期不宜过持重物，攀高涉险，以免伤胎。睡眠要充分，又不宜过于贪睡，以免气滞。衣服宜宽大些，腹部和乳房不宜紧束。

《逐月养胎法》云："无大饥，无甚饱，节饮食，调五味。"所以孕期不宜过饥过饱，不宜过食寒凉，以免损伤脾胃。妊娠后期，饮食不宜过咸，以预防子肿、子痫。

《叶氏女科证治》云："胎前静养，乃第一妙法……安闲宁静，即是胎教。"孕妇的精神状态，对胎儿发育有很大影响，因此孕妇要调节情志、心情舒畅、言行端正，以感化教育胎儿，使其智能健康发育。

除此之外，孕妇还应慎戒房事，禁用破气、破血、通利之类药品，并定期检查。

6

农历
九月初一

适当运动、保持愉快的心情，对孕妇对胎儿益处多多哦！

秋季养生就选秋梨蜜茶

秋季转凉，气候干燥，五脏之中属金，与秋季之属性吻合。秋季养生要注意：入秋后的作息应逐步调整为"早睡早起"的状态，保持乐观情绪，适度运动，重在益肺润燥。

秋梨蜜茶

秋梨1个，切块，生姜10克切块，用蜂蜜腌制7天（最好装入密封罐放入冰箱冷藏保存），饮用时取1～2勺用温开水冲调。可适当加点川贝或者百合。秋梨味甘，性凉，能养阴生津润燥、清热化痰；蜂蜜，养脾胃、和营卫；偶尔加点川贝或者百合，可加强养肺润燥的功效。几者结合，是秋季养阴、润肺的佳品。

禁忌 脾胃虚弱、手脚发凉、大便溏泻者不宜饮用；因含糖量较高，故糖尿病患者也不适宜饮用。

【注意】不宜直接饮用，宜用温开水冲服。

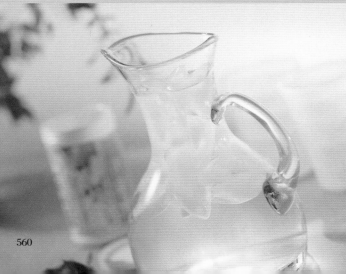

7

农历
九月初二

秋季养生，重在养肺润燥。

寒露

天气转凉 血压要提防

　　进入10月，天气逐渐转凉，当寒冷刺激交感神经时，使其异常兴奋，引起人体肾上腺素和去甲肾上腺素释放增加，造成心肌收缩力增强，泵血增加，同时周围血管收缩，容易造成血压升高，一旦血压升高，要在专业医生指导下调整用药。

　　高血压患者在规律服用降压药物的同时，建议在家中动态监测自己的血压，特别是出现头晕、头痛等不适症状时，及时测量一下血压，了解不适症状与血压有无相关性，如果血压升高明显，应及时就诊。

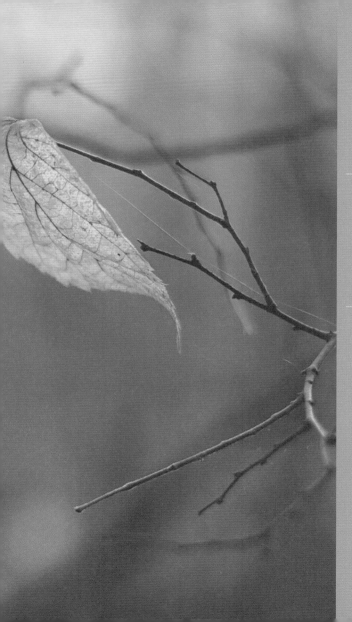

2021 年

10 月

8

星期五

农历
九月初三

全国
高血压日

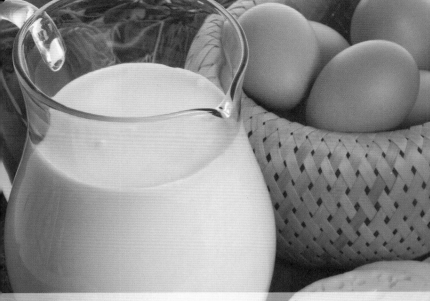

秋季关节炎如何防治？

　　随着秋天的到来，早晚温差也越来越大，不少老人因天气变化导致关节疼痛，有的老人以为这是风湿病，实则未必。天气变化只是风湿病的一个诱因，而骨关节炎与天气变化的关系更大。

　　体格较弱的患者，在变天时应及时根据天气的情况增减衣物，尽量避免接触冷水；不做剧烈运动，注意做好运动前的准备，适当对负重关节（如膝关节）增加预防性的保护措施等。关节炎发病时尽量休息，避免长时间步行、爬山、爬楼梯等运动，以维护关节功能。合理饮食，在补充钙和维生素D的同时，多食牛奶、蛋类、豆制品、蔬菜和水果，保证多种维生素和矿物质的摄入。适当进行有氧运动，多晒太阳，户外活动时间以9：00—11：00和15：00—17：00为宜。

9

星期六

农历
九月初四

秋季老人须谨防关节炎。

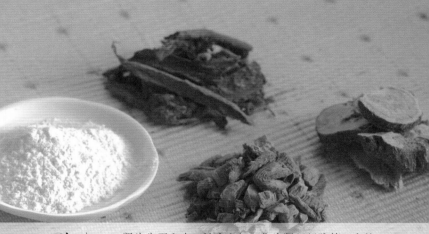

养生保健足常摩

肾为先天之本，性命之根，作为肾经经脉第一穴的涌泉，与全身脏腑经络关系密切。涌泉穴作为五大保健穴位之一，常按摩足部及涌泉穴，既可调整肾经经气，又可激发人体正气，强化各脏腑功能，有很好的养生保健作用。

清代乾隆皇帝养生"十常"中就有"足常摩"。涌泉穴位于足底部，蜷足时足前部凹陷处。建议每日早晚，用一手握足趾，一手摩擦涌泉穴（约15分钟），至足心发热为止。俗话说："若要老人安，涌泉常温暖。"常用此法可使肾精充足、耳聪目明，促进睡眠，增强性功能，腰膝壮实不软等。另外，也可用艾灸温熏、中药贴敷涌泉穴等方法，起到养生保健的作用。

10

星期日

农历
九月初五

《黄帝内经》中记载"肾出于涌泉",涌泉穴是足少阴
肾经之气沿经络运行、输注于体表的源头。

腰腿骨骼痛 养生当强肾

随着年龄增长，肾气渐亏，肾主骨生髓功能减弱，常表现为腰酸腿软、疲乏无力、骨骼疼痛等。年老体弱，腰腿骨骼疼痛，养生调护时不忘补肾强骨。

补肾强骨可常食用枸杞和核桃肉。

枸杞 味甘，性平，入肝肾经，能补肾益精、养肝明目。《食疗本草》谓其"坚筋能老，除风补益筋骨，能益人去虚劳"。枸杞含枸杞多糖、维生素A、维生素B族及钙、磷、铁等微量元素，常食能抗疲劳、延缓衰老等。

核桃肉 味甘，性温，入肺、肾经，能补肺肾、强腰膝、益智补脑。核桃肉含有丰富的蛋白质、脂肪、胡萝卜素、核黄素、维生素及人体必需的钙、磷、铁等多种微量元素，常食能抗氧化和延缓衰老。

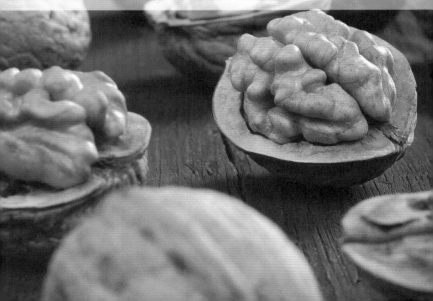

2021 年
10 月

11
星期一

**农历
九月初六**

世界镇痛日

中医认为，"肾主骨生髓"，是指肾所藏之精气能充养
人体骨髓，肾气强盛则骨坚有力，行动灵活。

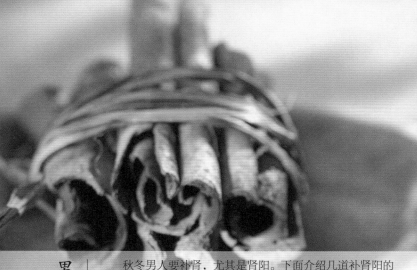

男人秋冬要补肾

秋冬男人要补肾，尤其是肾阳。下面介绍几道补肾阳的药膳方。

补肾兴阳方

材料　虾米 500 克，蛤蚧 2 枚，茴香、蜀椒各 200 克。

做法　将虾米、蛤蚧、茴香与蜀椒加盐炙炒后，加入木香粗末混匀，趁热收入瓶中保存。每次服用 1 匙，空腹用温水送服。

苁蓉羊肉粥

材料　肉苁蓉 20 克，羊肉 100 克，大米 150 克，葱白、生姜、盐各适量。

做法　将羊肉洗净切细，葱、姜亦切碎；用砂锅加适量水先煎肉苁蓉，30 分钟后取汁去渣，放入羊肉和适量水与大米同煮，临煮好时，加入盐、葱、姜调味即可服食。

2021 年

10 月

12

星期二

农历
九月初七

"肾气通于耳，肾和则能闻五音矣。"
——《黄帝内经·灵枢·脉度》

秋冬养阴 膏方养肾

冬季阳气潜藏，万物多静少动，纷纷养精蓄锐。养生就应顺应自然界的收藏之势，收藏体内阴精，使精气内聚，以滋养五脏。此时服用一些滋补肾阴的药物，有利于增强肾的藏精功能，提升来年春天新一轮的生发功能，从而起到强身健体的作用。

膏方以其"救偏祛病"的独特疗效，千百年来成为"秋冬养阴"的最佳手段之一，如在滋补肾阴名方六味地黄汤、左归丸、二至丸、大补阴丸、人参营养汤等为基础制成的膏方就能够起到很好的滋补肾阴、调理气血的作用。但在具体应用膏方时，应在医生指导下，根据中医学的配方原则，因人而异地进行个体化调理，则收效更佳。

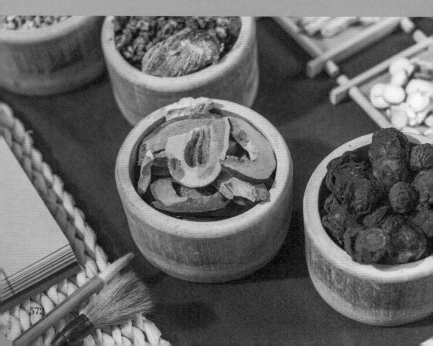

13

星期三

农历
九月初八

中医认为，"万物皆生于春，长于夏，收于秋，藏于冬，
人亦应之"。

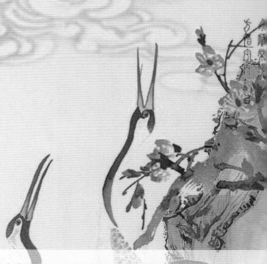

重阳话延寿

　　重阳正逢气候转凉，老年朋友要注意起居、调理饮食，可以延年益寿。

　　在这个季节里，老年人一定要根据自身具体情况进补、食疗，不要盲目进补。而且要保持良好的生活习惯，最好不要打破原有的、稳定的生活常规。

　　患有心脑血管、风湿性关节炎、糖尿病的老年人要注意保暖，防止受凉，以免引起各种并发症。

　　此外，老年人还要注意心态平和，不要过喜过忧，避免情绪的大起大落，尽量保持心情舒畅，多参加一些健身娱乐活动，与人多交流，心情愉悦有助于身体健康。

14

星期四

农历
九月初九

重阳节

九九重阳，因九九与"久久"同音，所以重阳节也被赋
予长久长寿的含义。

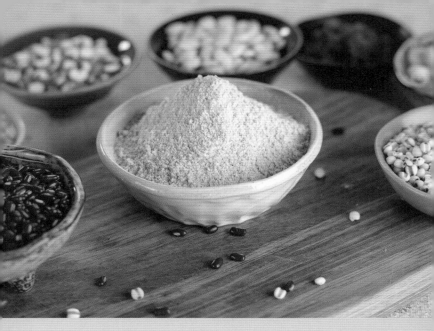

女性在秋季如何更好地应对更年期?

在秋季，处于更年期的女性应该如何去缓解更年期的症状呢？

①多食番薯、玉米、芝麻、青菜、柿子、香蕉、蜂蜜和红枣等柔润之品，可以起到滋阴润肺的效果。

② 注意作息时间，每天保证 8 小时的睡眠时间，不仅可以保持充分的体力，还可增强人体免疫力。

③ 多做些力所能及的劳动和运动，可以疏通血脉、便利关节、延缓各脏器组织衰老、缓解更年期潮热症状。

④ 保持一个乐观豁达的心态，处世待人心胸开阔，不要锱铢必较、患得患失，这样才不会让自己平添烦恼。

15

农历
九月初十

"燥"为秋季的主气，会导致人们火气上升，加上更年期的女性原本就容易烦躁，更会加剧出现焦虑、易激动、失眠等症状。

防燥养肺 养生药膳

川贝冰糖炖雪梨

雪梨 1 个，削皮，用小刀从上面约 1/3 的地方切开去核，在雪梨肚子里加入 5 克川贝粉，3 粒冰糖（可根据个人喜好调整），盖上雪梨盖子，用牙签固定，放入碗中，将碗放到蒸锅中，大火煮开后转小火慢炖 1 小时即可。

值得注意的是，此药膳主要针对肺燥咳嗽，但咳嗽不是燥咳，这时候喝梨水不仅无效，可能还会加重病情哦！

16

星期六

农历
九月十一

川贝母味甘、性凉，入肺、胃经，有润肺止咳、化痰平
喘的功效。主要针对上火、感冒、肺热等热性咳嗽，而
肺寒痰白的患者服用川贝，会雪上加霜。

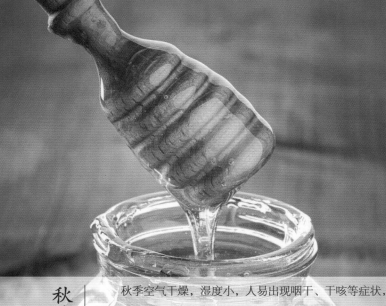

秋季养生争『蜂』吃『醋』

秋季空气干燥，湿度小，人易出现咽干、干咳等症状，因此在饮食上应坚持少辛多酸的原则，所以多吃醋必不可少。

研究发现，人只要每天喝20毫升食醋，胆固醇平均会下降9%，中性脂肪减少11%，血黏稠度也会有所下降。花生的脂肪含量是40%～50%，大约是大豆的2倍；蛋白质含量为30%，相当于小麦的2倍多，两者相互结合，对身体有很大帮助。

在干燥的秋季，人体常因燥热会出现咽干口渴、喉咙疼痛、声音嘶哑、干咳无痰、皮肤干裂、便秘等邪伤津液之症。根据燥则润之的原则，此时食用蜂蜜是保健养生的最佳时期，不仅能够润肺止咳、润肤美容，还能保持身体健康，增强免疫功能，防止心血管疾病。

17

农历
九月十二

秋季养生，要懂得争"蜂"吃"醋"。

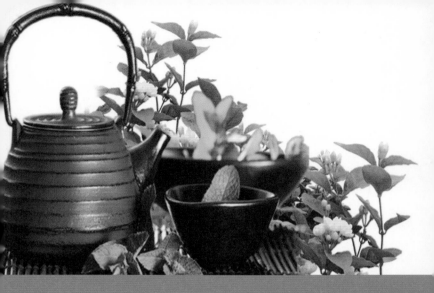

颈椎的保养

　　随着现代工作压力的增加以及生活方式的改变，颈椎病年轻化的趋势十分明显。如何做好颈椎的保养呢？

　　① 保持正确的颈部姿势。休息时不宜将颈部靠在床沿或沙发上；看书写字时，要自然端坐，头部略微前倾。座椅最好有靠枕，可以将颈部枕在靠枕上。

　　② 避免伏案时间过长。一般30分钟左右可适当休息。

　　③ 合理用枕。选择适合自己的枕头，枕头不宜太高或太低。

　　④ 适当锻炼，最简单的办法是做头部后仰，双臂张开做伸展动作。

　　⑤ 注意颈部防寒保暖，忌贪凉吹风。

　　⑥ 中药热敷。使用特制的中药热敷包热敷颈部，起到舒筋活络的作用。

颈椎病是由于颈椎及椎间盘病变所引起的病症。中医认为颈椎病主要是由于风、寒、湿邪入侵，闭阻颈项部经脉所致。

劳逸适度解秋乏

中医认为夏天重"暑"，秋天重"燥"。夏秋交接之后，人极易倦怠、乏力等，导致脾虚、胃虚、气虚，秋乏是补偿夏季人体超常消耗的保护性反应。虽然经过一段时间的调整与适应，秋乏会自然而然地消除，但为了不影响当时的工作和生活，最好还是采取相应的防治措施。

首先，要进行适当的体育锻炼，如散步、爬山等都是很好的选择，但开始时强度不宜太大，应逐渐增加运动量。

其次，尽可能保持夜间充足的睡眠，并且要坚持午睡。做到劳逸结合，有助于预防和缓解秋乏。

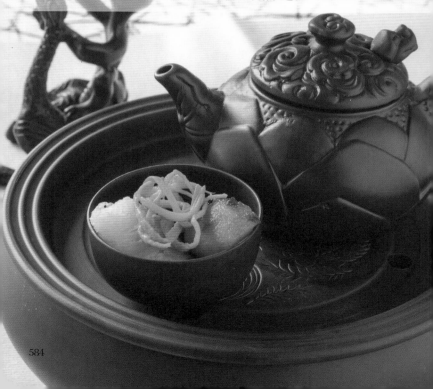

19

星期二

农历
九月十四

俗话说，春困秋乏夏打盹。民间还有句老话，"夏过无病三分虚"，这句话在老人身上尤其明显。

老年人如何正确补钙？

随着年龄的增加，人体器官逐渐老化，导致身体功能合成和钙质吸收效率变低，使得身体钙流失量变大，从而造成骨质疏松等症状。因此不少老年人会购买各种钙片进行补钙。

补钙要适量，而且一定要在运动的促进下才能奏效。

小贴士

① 60 岁以上的老年人，每天需要摄入 1200 毫克的钙，过量补钙会使血液中血钙含量过高，容易导致高钙血症，并会引起并发症，如肾结石、血管钙化等。

② 中老年人补钙应以饮食补钙为基础，适当加服钙制剂。日常饮食中牛奶、海带、虾皮等都是不错的补钙食物。

③ 许多人喜欢喝骨头汤补钙，动物骨头里 80% 都是钙，但是不溶于水，所以在制作汤品前应将骨头敲碎后加点醋用文火慢煮，可使骨中的磷、钙溶入汤中。

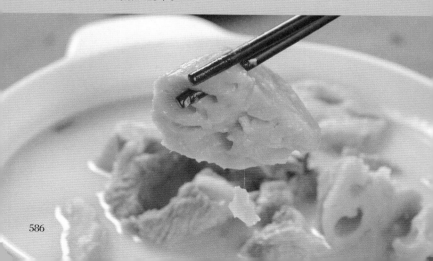

20

农历
九月十五

世界骨质
疏松日

机体得到钙以后，要有肌肉运动的牵拉、挤压，钙质才
能到达骨骼内部。

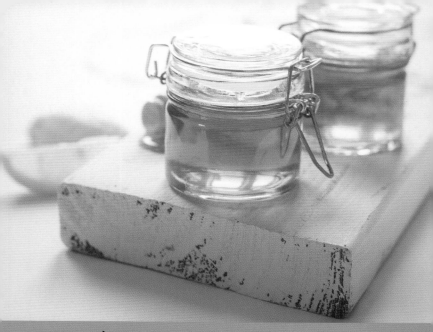

秋燥有温凉
深秋防凉燥

　　深秋的空气干燥阴冷，最易伤害肺脏，诱发呼吸疾病。霜降时节，凉燥盛行，养生重在养阴润肺、益气固表。生活中多饮温开水，多进食山药、白萝卜、银耳、蜂蜜、核桃、芝麻、杏仁等，也可以用荸荠、紫皮甘蔗、莲藕、梨子等炖汤。

甘蔗荸荠蜂蜜水

　　紫皮甘蔗 200 克，切段劈开，荸荠 200 克，对切两半，加水 1500 毫升，大火煮开，小火慢炖半小时，去渣摊温后，加入适量蜂蜜，温服代茶饮。

21

星期四

农历
九月十六

有谚语说，一年补透透，不如补霜降。

秋季反复爱感冒
一根艾条困扰消

感冒被称为百病之源，容易引起许多疾病。入秋后天气转凉，更是感冒的高发季节。感冒咳嗽大可不必到医院治疗，可以自己在家用艾条灸穴位，坚持治疗一段时间后不但可以使感冒咳嗽好转，还可以增强体质，提高抗病能力。如艾灸大椎、肺俞、风门，可减轻风寒型感冒、咳嗽症状。经常艾灸足三里还可增强体质，提高免疫能力。这种方法取穴简单，操作方便，适合在家进行，只需点燃艾条靠近穴位 3 ~ 5 分钟即可，若皮肤感觉发疼可晃动艾条，增加艾条与皮肤的距离。

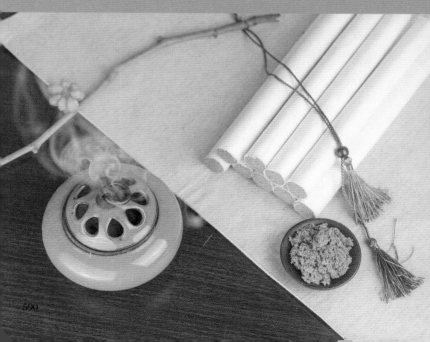

22

星期五

农历
九月十七

世界传统
医药日

艾灸，可以预防感冒，是中医常用的保健方法。

霜降

霜

秋日当滋阴润燥

霜降是秋季的最后一个节气，也意味着冬天的开始，霜降时节，养生保健尤为重要。

① 霜降作为秋季的最后一个节气，此时天气渐凉，首先要重视保暖，这个季节不是人人适合"秋冻"。抵抗力差的老年人应及时关注天气，并增减衣服，以免湿邪、寒邪入侵，导致生病。

② 秋末时节，身体局部保暖不当或人体为适应寒冷的刺激而有所增加的新陈代谢等原因，使得慢性胃病的发病率随之增多。尤其是有消化道溃疡病史的人，要特别注意自我保养。一定要坚持医生的指导治疗，避免吃对胃肠黏膜刺激性大的食物和药物，可经常按揉足三里、中脘、脾俞、胃俞等穴位。

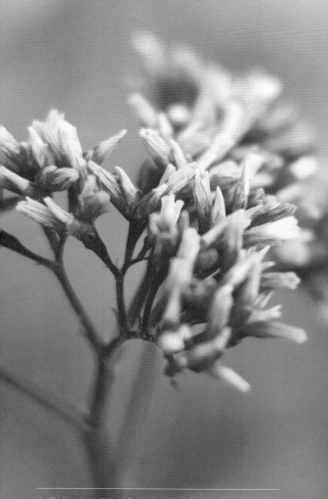

2021 年

10 月

23

星期六

农历
九月十八

古籍《二十四节气解》中说："气肃而霜降，阴始凝也。"

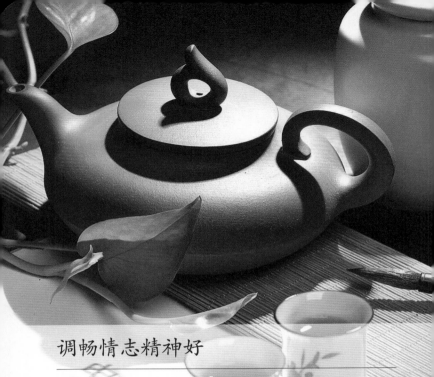

调畅情志精神好

秋季，人们目睹凄风冷雨、花草枯萎、秋叶飘零、万物萧条的景象，心中常会涌起悲秋、凄凉之感。尤其是一些中老年人易产生抑郁情绪，可谓是"多事之秋"。因此，注重调摄精神为秋季养生之要务。

对中老年人来说，应养成不以物喜、不以己悲、乐观开朗、宽容豁达、淡泊宁静的性格。首先要收神敛气，保持内心宁静、情志平和，避免或减少秋季肃杀之气对精神的影响；其次要尽量多晒太阳。入秋后，日照时间减少，褪黑激素相对增多，甲状腺素、肾上腺素的分泌受到抑制，人的情绪处于低沉状态。所以要多晒太阳，晴天时多到户外散步，每天保证半小时以上。

24

星期日

农历
九月十九

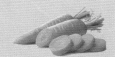

悲秋可损伤肺气，对机体的免疫功能造成损害，使机体
抗病能力下降。

阳虚质 畏寒肢冷型 宜守护阳气

体质特征 中医认为"人生有形，不离阴阳"。无论任何一方出现偏盛或偏衰，都会出现阴盛阳衰或阳盛阴衰的现象。阴盛阳衰则出现阳虚质，主要表现为畏寒喜温、四肢不温、神疲乏力，喜热饮，或遇寒凉、食生冷食物即腹痛便溏。

阳虚体质者养生重在护卫阳气。阳气是我们体内的小太阳，是生命活动的根基。"春夏养阳、秋冬养阴"，夏天是养护阳气的重要时期，尽量少吃冰淇淋、喝冰镇饮料、冲冷水澡等，以免伤害阳气。

养生策略 避寒就暖，适当运动，护卫阳气。

推荐食材 核桃、牛肉、羊肉、狗肉、虾、海参、韭菜、坚果、葱、姜、蒜、花椒、鳝鱼、辣椒、胡椒、榴莲、桂圆等。

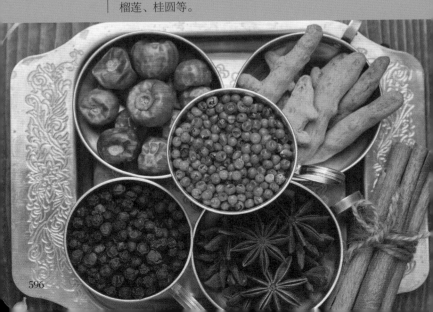

25

星期一

农历
九月二十

"凡阴阳之要，阳密乃固。"　　　　——《黄帝内经》

预防动脉粥样硬化

　　动脉粥样硬化是脑梗死发生的主要原因。脂质代谢障碍为动脉粥样硬化的病变基础，在一系列复杂的病理变化之后，导致体内动脉血管内壁增厚、变硬、血管狭窄，一旦发展到足以阻塞血管腔，则导致脑梗的发生。

　　在此向您推荐抗动脉粥样硬化茶疗方。

降脂茶

　　材料　干荷叶 30 克，生山楂 15 克，薏苡仁 15 克，茯苓 15 克，橘皮 15 克，茶叶 15 克。

　　做法　水煮代茶饮。每日 1 次。

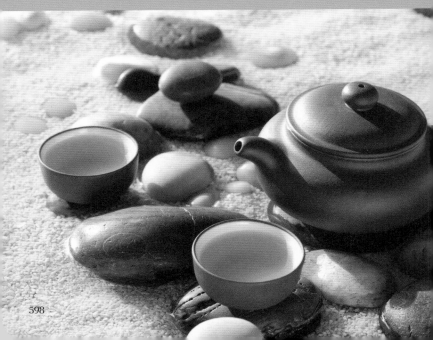

26

农历
九月廿一

中医理论认为，生活不规律、饮食不节、过度摄入肥腻、甜的食物，会导致脾胃损伤，阻塞脉络、气血不通而发生梗塞，出现肢体偏瘫、麻木、言语含糊甚至失语等症状，严重时可危及生命。

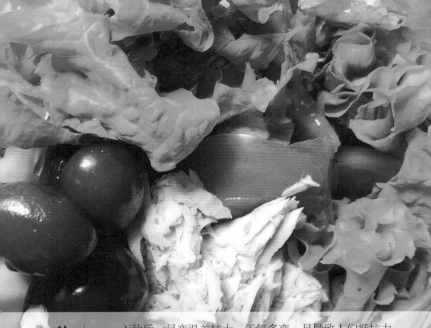

秋季养生从『面子』开始

入秋后，昼夜温差较大，天气多变，易导致人们抵抗力下降，从而诱发多种疾病。这个时节，也是各类皮肤病的高发季节，而其中大部分都是因为脸上长痤疮到医院来寻医问药。

女性在例假前后痤疮更易加重，主要是女性例假期雌性激素分泌旺盛的缘故。

有效控制痤疮须在饮食上格外注意，尽量少吃或者不吃牛、羊肉等"发物"，鸡、鱼、虾、蟹都要少吃，因为发物中含有的异体蛋白会使皮肤炎症加重。水果中的荔枝、桂圆、榴莲也要少吃。此外，女性例假期应注意作息规律，抽烟、酗酒、熬夜都可成为加重痤疮病情的刺激性因素。

27
星期三

农历
九月廿二

性激素敏感是产生痤疮的主要因素。

了解脑卒中危险因素，予以一定的干预治疗，预防、减少脑卒中的发生。

小贴士

① 积极治疗高血压、糖尿病、心脏病等慢性疾病。

② 戒烟酒，少食用辛辣刺激、高脂肪性食品，宜建立健康的饮食习惯，粗细搭配，多食用新鲜蔬菜和瓜果。

③ 生活起居规律，劳逸结合，适当地参加体育运动，例如慢走、八段锦、太极拳等，通过改善全身的血液循环，达到防病保健目的。

④ 关注脑卒中先兆，如有头晕、头痛、肢体乏力等症状，应及时就医。

⑤ 如已发生脑卒中，应关注恢复期的治疗。

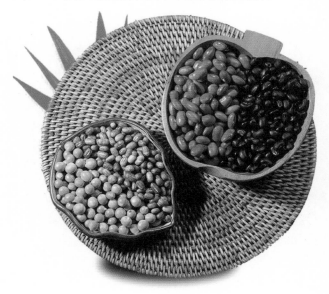

28

星期四

农历
九月廿三

世界男性
健康日

卒中 "FAST" 判断原则：

Face（脸）——观察面部是否对称、微笑时口角有无
歪斜；

Arm（胳膊）——观察手臂是否能平举，有没有出现无力、
垂落的情况；

Speech（言语）——试着说一句完整的话，看是否口齿
不清；

Time & Telephone（时间和电话）——若出现上述情况
之一，尽快拨打 120 急救电话，尽快送医。

秋按三穴 生津止渴

人们在秋天易出现干燥症状，这都是因为津液不足。此时可按揉中脘、足三里和太白三个穴位，可健脾益胃，有助于津液生成。

中脘穴 位于腹中线上、脐上4寸，即胸骨下端与肚脐连线中点，是胃的经气汇集之处，任何原因引起的脾胃虚弱、运化失调，均可取中脘为主要穴位进行治疗。

足三里穴 是胃腑疾病和人体强壮要穴，位于小腿的外侧，膝盖骨斜下方。

太白穴 是调理脾功能的主要穴位，治疗范围较广，对脾虚有关的病症，均有一定治疗作用。该穴位于第一跖趾关节后缘、赤白肉交界处。

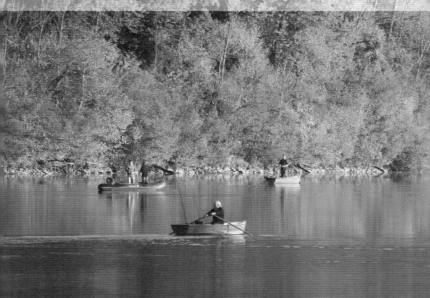

29

星期五

农历
九月廿四

津液的生成源于摄入的食物，脾胃之气健旺，化生的津
液就充盛；脾胃之气虚衰，则会导致津液不足。

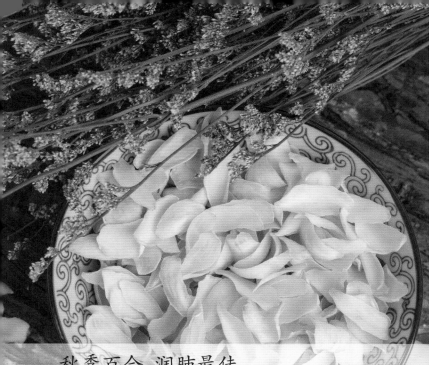

秋季百合 润肺最佳

　　百合是很多人都很熟悉的食材，含有淀粉、蛋白质、脂肪、钙、磷、铁及少量维生素、生物碱。而且百合鲜品含黏液质，具有润燥清热作用，中医用之治疗肺燥或肺热咳嗽等症常能奏效。所以百合非常适宜秋季食用。

小贴士

　　① 新鲜的百合应挑选个大、瓣匀、肉质厚、色白或呈淡黄色的。选购时还应注意剔除杂质、黑瓣、烂心或霉变。

　　② 百合干宜挑选干燥、无杂质、肉厚、晶莹透明的为佳。

30

星期六

农历
九月廿五

经常食用百合，不仅能够润肺止咳、宁心安神，增强人体免疫功能，还可以美容养颜，清除体内的有害物质，延缓衰老。

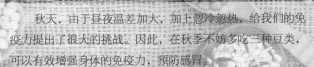

三种豆陪您过秋天

秋天，由于昼夜温差加大，加上忽冷忽热，给我们的免疫力提出了很大的挑战。因此，在秋季不妨多吃三种豆类，可以有效增强身体的免疫力，预防感冒。

大豆 富含植物蛋白，可以补充人体蛋白质，提高抵抗力。大豆中的卵磷脂可以维护心血管健康，其膳食纤维可以促进肠道的蠕动，改善便秘。

红豆 富含维生素B族，可以改善秋季常见的皮肤粗糙、口舌生疮现象，膳食纤维可以防便秘和促进肠道蠕动。同时，常吃红豆还可以辅助降血糖、清热、利尿和祛湿。

豌豆 所含的止权酸、赤霉素和植物凝素等物质，有抗菌消炎、增强新陈代谢的功能。在秋季食用，能够促进皮肤的润滑和弹性，提高锁水功能，改善秋季皮肤粗糙和干燥现象。

31

农历
九月廿六

秋天吃大豆除了炒、煮以外，打豆浆也是一种不错的吃
法。从中医角度来看，豆浆有滋阴润燥的作用，适合燥
热的秋季食用，并且有护肤美容作用。

中药故事系列 丁香

相传，唐代著名的宫廷诗人宋之问在武则天掌权时曾充任文学侍从，他自恃仪表堂堂，又满腹诗文，理应受到武则天的重用。可事与愿违，武则天一直对他避而远之。他百思不得其解，于是写了一首诗呈给武则天以期得到重视，谁知武则天读后对一近臣说："宋卿哪方面都不错，就是不知道自己有口臭的毛病。"宋闻之羞愧无比，从此之后，人们就经常看见他口含丁香以解其臭。由此，有人趣称丁香为"古代的口香糖"。

1

星期一

农历
九月廿七

丁香味辛，性温，可温中降逆、散寒止痛、温肾助阳。

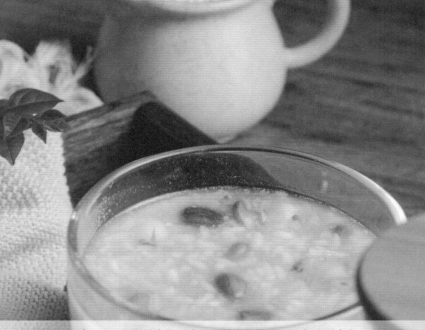

血脂异常要当心

　　血脂异常是引发脑血管意外最重要的危险因素之一，血脂异常是指血浆中胆固醇和脂蛋白的含量异常，通常指总胆固醇、甘油三酯、低密度脂蛋白升高。长此以往，可导致动脉粥样硬化、冠心病、脑卒中、脂肪肝等疾病的发生。

　　通常情况下，发现血脂异常的人群须调整生活方式，适当运动，注意饮食，并定期监测血脂。对于动脉粥样硬化的患病人群，还须规范地服用药物加以控制。中药在预防高脂血症及并发症方面具有优势。在此向您推荐降脂食疗方。

降脂粥

　　白茯苓、百合各 15 克，粳米 60 克，将白茯苓、百合研细末，与粳米煮粥同服，每日 1 次。

2

星期二

农历
九月廿八

中医理论认为，饮食不当、饮食不节，过度摄入肥腻、
甜的食物，导致脾胃损伤，致使饮食无法被化为精微物
质营养全身，反而变成脂浊混入血中，堆积过多，影响
健康。

秋季养肝要预防肝病复发，宜早睡早起。秋季万物萧条，易引人愁思，肝病患者应注意自身调节，舒畅情志。不宜做运动量较大的活动。饮食方面，多食滋阴润燥的食物，如银耳、梨、菠菜、冬瓜、山药等食物，防秋燥伤阴。

冬季养肝宜肝肾同养，中医认为"肝肾同源""肾藏元阴元阳"，可以润养五脏，目的是为了防止来年发病。"冬宜早卧晚起，……养藏之道。"冬季作息应遵循早卧适当晚起，不适合剧烈运动，宜以室内运动或静态运动为主，如太极拳、呼吸吐纳等缓慢、幅度较小的活动，以不耗损阳气为宜。冬季饮食首推补肾之物，如羊肉、乌鸡、枸杞、板栗、木耳等，可与药补相结合，如煲汤做菜时适量加入健脾的大枣、山药、莲子、党参等。

四季养肝应顺应四季、顺应肝的生理特性，五脏和谐，百病不生。

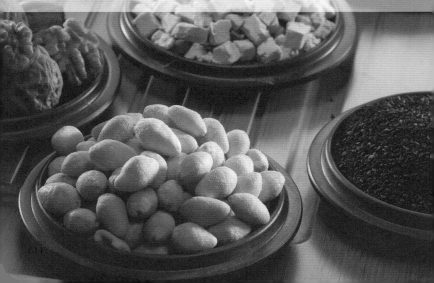

622

3

星期三

农历
九月廿九

"秋宜早卧早起，……养收之道。"
——《黄帝内经·素问·四气调神大论》

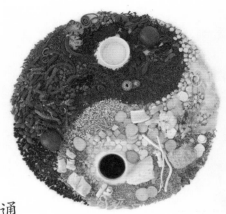

动一动 气血通

《五禽戏》云："动摇则谷气消，血脉流通，病不得生。"人只要动一动、摇一摇，那么就气血流通，百病不生了。动摇正是对动则升阳最好的诠释。有高血压且体内阳气不足、阴气过盛者，可以选择一些柔和舒缓的传统功法，如养生桩、五禽戏、八段锦、太极拳等有氧运动。

① 合理运动。勿过量或太强太累，循序渐进增加活动量。运动的最大心率 =（200−年龄）×84%，最小心率 =（200−年龄）×70%，运动心率应在二者之间。

② 选择清晨或者黄昏进行运动较宜。

③ 穿舒适吸汗的衣服，着棉质衣料，穿运动鞋。

④ 选择安全场所，如公园、学校，勿在巷道、马路边进行运动。

⑤ 切勿空腹运动，以免发生低血糖，应在饭后 2 小时后运动，可随身携带糖果。

4

星期四

农历
九月三十

中医有一句话："阳光普照，阴霾自散。"

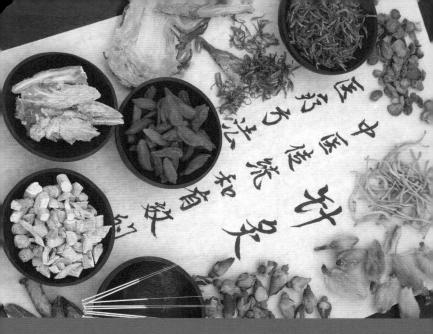

合谷 虎口上的"神奇"

合谷，也是我们俗称的虎口，属手阳明大肠经，因为位置在大拇指和食指的虎口间，拇指食指指像两座山，虎口似一山谷，合谷穴在其中，故名合谷。

通过刺激合谷穴，能让身体的免疫功能大大增强，免疫力提高了，人就会少生病。

刮痧法　用角刮法即倾斜45°从上向下刮拭合谷穴，以出痧为度。

艾灸法　用艾条温和灸5～20分钟，每天坚持可治疗面部疾患。

按摩手法　指压合谷穴时应朝小指方向用力，用大拇指指尖用力按揉合谷穴100～200次。

5

星期五

农历
十月初一

《四总穴歌》说："面口合谷收"。即凡是头部、面部
的疾病均可治疗，像头痛、牙痛、发热、口干、流鼻血、
颈痛、咽喉痛、晕车、晕船以及其他五官科疾病（面瘫、
面肌痉挛、黄褐斑、痤疮、酒糟鼻、皮肤过敏等）。

美容觉是指晚上22点到凌晨2点，对应的是亥时、子时、丑时。

亥时（21：00—23：00） 三焦经当令，《黄帝内经》认为，三焦经有主持诸气、疏通水道的作用。人如果在亥时睡眠，百脉可休养生息。此时，可听舒缓音乐、看书，让人处于安静状态，做睡前准备，睡觉时间最好不超过亥时。

子时（23：00—1：00） 胆经当令，《黄帝内经》有云："凡十一脏，取决于胆也。"这个时候胆经最旺，胆汁需要新陈代谢，这时好好睡觉，胆汁才能推陈出新，第二天醒来头脑清醒，气色红润，没有黑眼圈。

丑时（1：00—3：00） 肝经当令，《黄帝内经》认为，肝脏有调畅气血、情志的功能。如果长期此时不睡觉，肝脏功能失调，就会面色青灰、情志怠惰而躁动，脸色晦暗长斑。

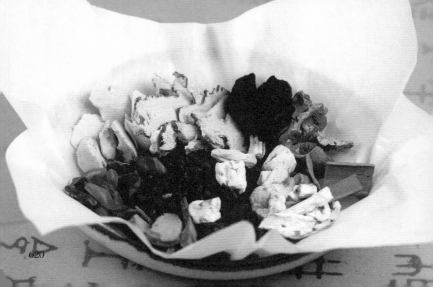

6

星期六

农历
十月初二

保持充足的睡眠是最有效、最节约的保养方法。

立冬

立冬温肾补气茶

"立，建始也。""冬，终也，万物收藏也。"立冬，意味着冬季正式来临，草木凋零、蛰虫休眠，万物活动趋向休止。俗话说，冬季进补，来年打虎。

恰当的冬补宜先健脾胃，以防虚不受补，除了食补，日常还可以搭配下列茶饮一同进补。

黄芪红枣茶

鲜黄芪 20 克，红枣 5 枚，陈皮 6 克，加入 400 毫升清水煎煮 30 分钟，代茶饮。黄芪补气升阳、益卫固表，红枣更有"天然维生素之丸"的美誉，陈皮理气健脾、燥湿化痰。饮用此茶可消除疲劳、提神、止汗，改善气血问题。阳气过旺者不适合此茶。

核桃蜜茶

核桃仁 10 克，红茶 15 克，捣成细末，用沸水冲泡后加入适量蜂蜜即可饮用。此茶具有温肾纳气、充旺元阳的作用，改善肝肾气血亏虚。便溏腹泻、痰热咳嗽、素有内热盛及痰湿重者不宜服用。

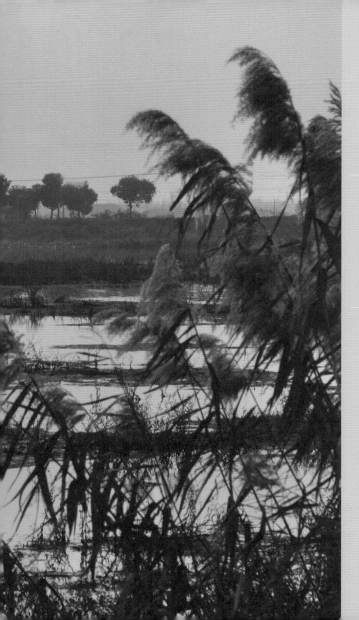

老寒腿功能锻炼方法好

冬季天气寒冷，万物都处于闭藏的状态中。《黄帝内经》中曾提到："冬三月……早卧晚起，必待日光……去寒就温，无泄皮肤，使气亟夺，此冬气之应，养藏之道也。"指冬季应该早睡晚起，注意保暖，较平时减少运动量。稍有不当，就会有"老寒腿"，医学称膝关节炎，与受寒脱不了关系。预防"老寒腿"，可采取以下锻炼方式。

坐位 双小腿自然垂下，双手扶住双侧大腿，双小腿交替快速伸直，缓慢落下。

平卧位或坐位 双腿弯曲，双膝中间夹一个枕头，双膝同时用力并保持5秒钟后放松。10次为一组。

仰卧位 双肘支撑稳定身体，左腿弯曲，右腿伸直，右踝关节尽量背伸，缓慢抬起整个右下肢大约15厘米，保持5秒钟，再保持同样姿势放下，左右交替锻炼。

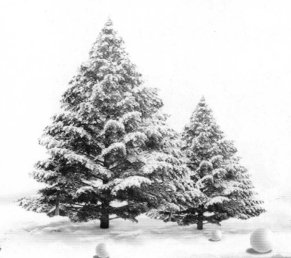

8

星期一

农历
十月初四

冬季乃养藏之季。

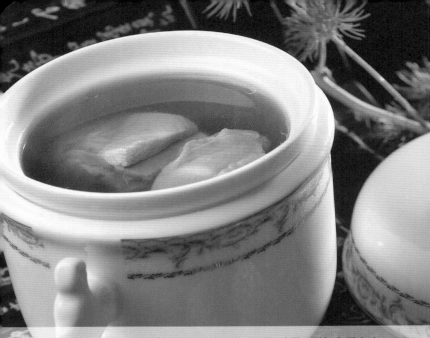

冬令时节话养肾
谷肉果菜齐上阵

立冬以后，阳光的热量逐渐减弱，天气变得寒冷，而人体顺应自然界的节律变化，表现为阳气潜藏、阴气旺盛。

冬令进补，药补不如食补。谷肉果菜，如果搭配得当，同样可以起到养肾的效果，如莲藕排骨汤、萝卜牛肉汤、当归生姜羊肉汤、山药炖鸡汤等热量相对较高、御寒效果好的汤，均适合摆上冬令餐桌上。而"黑色入肾"，故瓜果蔬菜以食"黑"为补，如黑米滋阴补肾、健脾养肝，黑豆补肝肾、强筋骨，黑芝麻滋肝养肾、明目黑发，黑枣平胃健脾、补肾填髓，黑木耳滋阴润肺、养胃补肾等，皆是佳品。

9

星期二

农历
十月初五

根据中医理论"肾主冬"，因而冬季养生要重视补肾。
对吃货们来说，立冬之后是"大吃大喝"的时节，在民
间也有立冬进补的风俗。

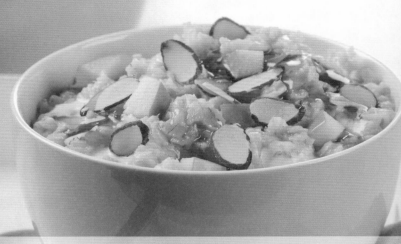

冬季感冒多食热粥

冬季感冒时多食热粥，有助于发汗、散热、祛风寒。同时，感冒后，人的肠胃消化系统不好，喝粥能够促进吸收。此外，有些药物对肠胃的刺激很大，喝粥可以起到保护胃黏膜的作用。

生姜苏叶粥

白粥熬好后加入 10 克苏叶，3 片生姜，再开锅后即可食用。其中生姜是中医常用的药材，有祛痰、祛寒、补气、除痘、平喘的作用，而苏叶也有发散风寒的作用。

杏仁粥

50 克大米煮成白粥，快熟时加入 20 个去皮杏仁。煮熟后加入少许白糖或食盐，可以止咳定喘、祛痰润燥。

喝粥时要注意温度，过烫容易伤害胃黏膜，过凉会影响粥的疗效。

10

星期三

农历
十月初六

冬季感冒多由风寒引起，主要表现为发热、畏寒、无汗
等症状。

冬季萝卜是个宝 守护健康少不了

冬季人们为了抵御寒冷，补养身体，常会进食一些温补类的食材，为来年的身体养精蓄锐，这符合中医讲的冬天养生要收、要藏的原则。

冬季阳气内收，温补失宜常会造成内热偏盛而出现"上火"、胃肠不适等，所以冬天的饮食调理应在温养的同时稍辅清凉，例如白萝卜、梨子、甘蔗、菊花茶等。

如白萝卜，味甘，性凉，可清凉祛火、消解内热，促胃肠蠕动、促消化、通便，还可化痰止咳，是冬季不可多得的养生佳品。民谚有云，"冬吃萝卜夏吃姜，不找医生开药方""萝卜响，嘎嘣脆，吃了能活百来岁"，都说明了萝卜具有良好的食疗养生价值。

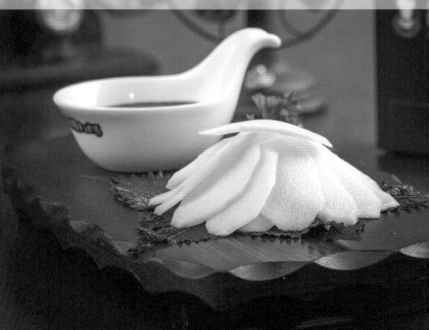

11

星期四

农历
十月初七

《伤寒论》云："十一月之时，阳气在里。"指冬季严
寒，寒主收引凝滞，人体阳气会收藏在内。

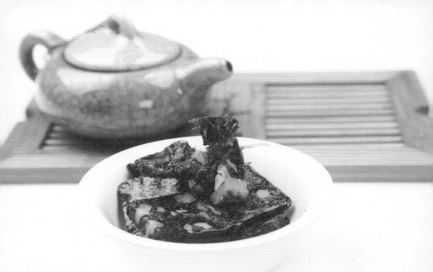

滋补圣品阿胶 并非人人适用

作为养颜补气血的滋补佳品，阿胶一直深受广大女性朋友的喜爱。

阿胶由驴皮熬制而成，主要适用于气血不足、月经不调、贫血的患者，虽然没有明显的副作用，但也不是人人适用。比如脾胃虚寒、女性经期、体内有瘀血者不宜服用。

小贴士

① 不仅女士，体质虚弱、易疲劳、工作压力大的男士食用阿胶也可以滋补肝脏、抗疲劳、增强身体免疫力。

② 阴虚火旺型体质的人群食用阿胶后容易出现眼睛干燥、发红、眼屎增多，喉咙干痛及大便秘结等上火症状。

③ 真阿胶质硬易碎，加热后有麻油香味散出；伪劣品黏性强，不易破碎，遇热后会散发出一股浓烈的腥臭味。

12

农历
十月初八

阿胶，《神农本草经》中有记载："味甘平，主心腹，内崩，劳极，洒洒如疟状，腰腹痛，四肢酸疼，女子下血安胎，久服轻身益气。"

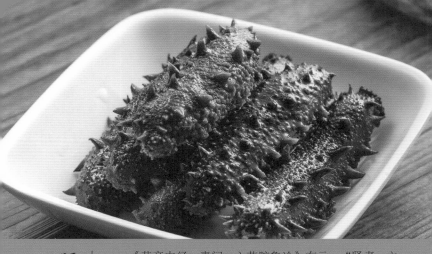

腰腿骨骼痛 养生当补肾

《黄帝内经·素问·六节脏象论》有云："肾者，主蛰，封藏之本，精之处也。"是指肾有先天之精和后天之精。先天之精禀受于父母，藏于肾；后天之精，为饮食水谷所化生，亦藏之于肾。由于肾是全身精气归藏之所，故为"精之处"。中医认为肝肾同源，补肾重在滋补肝肾精血。滋补肝肾以秋冬季节为宜，可以多吃海参。

海参　海参温肾益精、壮腰强筋，可用于治肾精亏损、腰痛、遗精、尿频、遗尿。现代药理研究发现，海参还能降血脂、降压，可防治高血压、糖尿病等老年性疾病。凡虚劳、素体虚弱、贫血、神经衰弱、病后、妇女胎养、产后体虚，常取海参与血肉有情之品同食以取效。海参还能养血活血，有润肤美颜之效。

海参粥

海参2个，切碎备用，大米适量熬粥，至九成熟，加入海参，少量盐和糖，适量姜丝，再煮5分钟即可。

13

星期六

农历
十月初九

肾中精气，只宜固藏，不宜耗泄，又为生长发育、繁衍
后代之资源，故喻为封蛰，称之为"封藏之本"。

糖尿病患者的冬季美食

糖尿病患者本来就多食，尤其是在冬天，气温下降，出汗减少，各种消化液分泌增加，食欲旺盛，更易引起血糖升高，那么糖尿病患者要如何度过一个健康又好吃的冬天呢？

山药炒虾仁

做法

① 鲜虾仁加料酒、盐、味精、蛋清和水淀粉上浆，放温植物油中划散取出；山药去皮切象眼块，用沸水焯出。

② 滑勺中加底油烧热，加葱姜细末烹香，加山药煸炒，再加盐、味精和虾仁颠翻几下，淋明油即成。

功效 有健脾、除湿、补气、益肺、固肾、益精的功效，山药含有可溶性纤维，能推迟胃内食物的排空、控制饭后血糖升高，还能助消化、降血糖。用于糖尿病脾虚泄泻，小便频数。

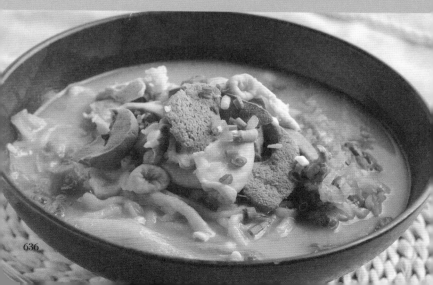

农历
十月初十

联合国
糖尿病日

山药味甘，性温、平，主治伤中，补虚羸，除寒热邪气，
补中，益气力，长肌肉，强阴。

舒筋通络
脱去无形的"袜套"

糖尿病神经病变在糖尿病慢性并发症中发病率最高，且发病比较早，主要表现为"手套—袜套"样改变。

大多糖尿病患者存在不同程度的糖尿病神经病变，在积极控制血糖、血压、血脂的基础上，充分利用中药局部熏洗、针刺及穴位注射治疗的同时，可吃黄芪山药加粳米熬粥，能改善症状。

黄芪山药粥

材料 黄芪 30 克，山药 50 克，官桂 10 克，薏苡仁 50 克，粳米 200 克，食盐少许。

做法 将山药洗净去皮后，切成薄片，薏苡仁、粳米洗净后放入锅中，先煮 20 分钟后，加入山药片、官桂、黄芪后继续煮 20 分钟，分次食用。

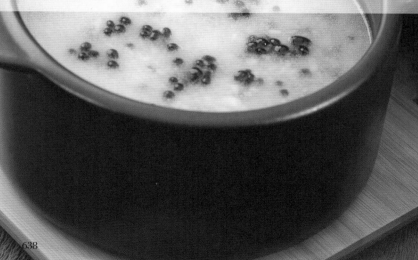

《备急千金要方》云："脾气虚则四肢不用，五脏不安。"
脾气不足，转化输注功能失常，痰湿内阻，气血运化失
常，脉络失充，则肢体麻木。

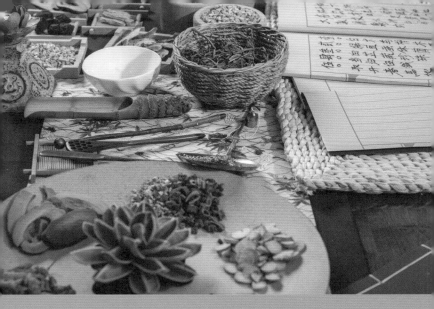

冬季补肾要对症

冬季在补养之前，要先了解一下到底有哪些肾虚现象存在。

肾阳虚 精神疲惫，常感浑身没劲；四肢易感觉冷，尤其是下肢，膝盖处总有种冷飕飕的感觉，另外还易出现腰疼、腰冷、腿疼、膝软等症状；总想躺卧"歇着"，给人的感觉就是"懒"，对任何事情都提不起兴趣；尿急尿频，尤其是夜间更严重。

肾阴虚 易出现头晕、失眠、多梦、健忘、潮热盗汗、耳鸣耳聋、腰膝酸痛、手足心热等症状。

肾气虚 容易引起疲倦、气短、腰膝酸软、夜尿多等症状。

肾精亏损 以生殖功能减退、早衰、耳鸣、脱发、牙齿松动、健忘等为常见症候。

16

农历
十月十二

根据中医五行理论，春天适宜养肝，夏天适宜养心，长
夏要养脾，秋季要养肺，冬季更适宜养肾。

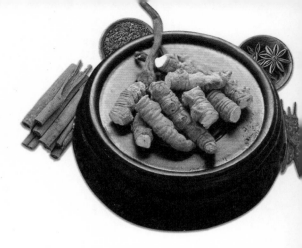

冬季，被称为"沉默杀手"的慢性阻塞性肺疾病逐渐进入急性加重的高发季节。应戒烟，注意口鼻卫生，保持室内空气流通，少去人群聚集的场所，饮食宜清淡，也可以进食一些养生粥或汤，补肺肾、平虚喘，预防或减少急性发作。

虫草老鸭汤

材料 冬虫夏草 10 ～ 15 克，老鸭 1 只，姜片，盐。

做法 将老鸭去除毛和内脏，清洗干净，焯水，捞出沥干。将姜片、虫草放入洗净的鸭肚内，置入砂锅中，加入适量清水，小火炖煮 2 个小时，调味即可食用。

人参蛤蚧粥

材料 人参 10 克，蛤蚧 1 对，大枣 5 枚，生姜 15 克，粳米 100 克。

做法 人参、蛤蚧焙干并研细末，大枣掰开，去核，生姜切片，姜、枣、粳米同入砂锅中，文火煮粥，至粥熟时调以人参、蛤蚧粉，早晚各服 1 碗。

17

星期三

农历
十月十三

世界慢阻
肺日

防寒保暖、避免受凉感冒是预防该病急性发作的首要措施。

冬季要"养肾防寒"

肾为"先天之本"，寒气内应肾，冬季天气寒冷，人体阳气内敛，若饮食起居不当，易消耗阳气、损伤肾脏。所以饮食上要重视养肾。可适当进食羊肉、牛肉、大豆、核桃、木耳等。

质硬生冷食物多属阴，冬季进食这类食物，易损伤脾胃阳气，然而进食过热的食物易损伤食道，也容易引起体内积热而发病。因此，冬季饮食宜温热松软。

冬应肾脏，饮食宜"增苦少咸"。在冬季，要少吃咸味食物，防止肾水过旺，伤害心脏；可适当多吃苦味食物，补益心脏。

18

星期四

农历
十月十四

冬季饮食当遵循"养肾防寒"的原则，饮食以滋阴潜阳、
增加热量为主。

小儿行迟、骨质疏松
河虾当功

历代医家都主张将益肾固精作为延缓衰老、强身益寿的重点。"肾之盛则寿延，肾之虚则寿夭"，中医所谓的"肾"与现代医学的肾是不完全等同的。中医理论中的肾含有生长发育的骨骼、泌尿系统、生殖系统、内分泌系统及神经系统等多方面的功能，是繁衍后代、维持人体正常生理功能的主要内脏，故称为先天之本。

补肾不分年龄，对于先天禀赋不足及年老体弱之人都要补肾。冬季补肾最佳，可以多吃河虾。

河虾　河虾味道鲜美、营养丰富，是人们补充蛋白质的常用食品之一。经常食用本品，不仅可以补充蛋白质，还可补充维生素和矿物质。小儿食之，有助于吸收钙质，促进生长发育；老年人食之，可预防骨质疏松；体虚之人食之，则可强壮体质，十分有益于身体健康。本品甘温，有补肾壮阳之功，凡肾阳虚弱、阳痿遗精、腰膝酸软者，可用本品调补。

食用方法　将河虾油炸至金黄即可食用。

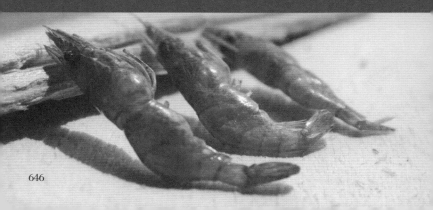

19

星期五

农历
十月十五

"五脏之真，惟肾为根。中医学认为肾为先天之本，五脏之根，生命之源，元气之居。"

——《医贯·玄元肤论》

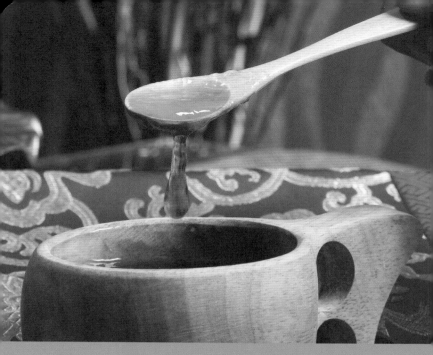

这个默默无闻的水果用处其实很多

梨可用于热病伤阴或阴虚所致的干咳、口渴、便秘等症，也可用于内热所致的烦渴、咳喘、痰黄等症。

【宜食】

咳嗽痰稠或无痰、咽喉发痒干疼者；慢性支气管炎、肺结核患者；高血压、心脏病、肝炎、肝硬化患者；饮酒后或宿醉未醒者。

【忌食】

梨性偏寒助湿，多吃会伤脾胃，故脾胃虚寒、血虚畏寒、腹泻的患者不可多吃梨，并且最好煮熟再吃，以防湿寒症状加重。

20

星期六

农历
十月十六

梨，味甘微酸，性凉，入肺、胃经，具有生津、润燥、
清热、化痰、解酒的作用。

胆郁痰扰所致失眠的治疗

痰在胆经导致失眠，临床症见胆怯易惊、惊悸不宁、失眠多梦、烦躁不安、胸胁胀闷、头晕目眩者，可多食用陈皮、萝卜以燥湿、理气、化痰。

陈皮 味苦、辛，性温，有理气和中、降逆止呕、燥温化痰之效，适用于脾胃气滞、胸腹满闷、呕逆食少、纳呆倦怠、大便溏薄、咳嗽痰多等症。可制作陈皮粥、陈皮鲫鱼等膳食享用。

萝卜 味辛、甘，性凉，有止咳化痰、除燥生津、清热解毒、利便等作用。另萝卜可增强肌体免疫力，并能抑制癌细胞的生长，对防癌、抗癌有重要意义。

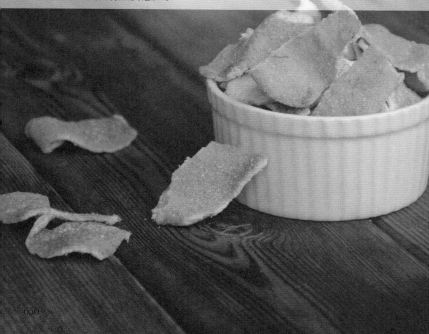

21

星期日

农历
十月十七

《证治要诀》云："大抵惊悸、健忘、怔忡、失志、不
寐、心风，皆是胆涎沃心，以致心气不足。"意思是说
有痰在胆经，痰热互结，内扰心胆，致胆气不宁、心神
不安，导致失眠。

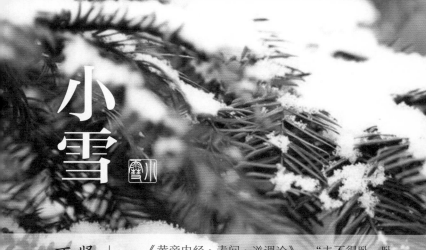

小雪

肾失主水致喘而不能卧的治疗

《黄帝内经·素问·逆调论》："夫不得卧，卧则喘者，是水气之客也。夫水者，循津液而流也，肾者水脏主津液，主卧与喘也。"是说肾病不能主水，水气上泛而侵肺，所以气喘不能平卧而致失眠。

肾失主水致气喘不能卧可吃以下两种食物以补肾纳气、平喘安神。

核桃仁　味甘，性温，有补肾温肺、润肠通便的功效，可治神经衰弱、健忘、失眠、多梦等。核桃含优质蛋白质和丰富维生素，可制作核桃豆腐脑小食等佐餐食用。另应注意：核桃"食之令人肥"，肥胖、高血脂、高血糖者应忌食。

冬虫夏草　味甘，性温，有益肺肾、止咳喘、补虚损、益精气的功效，用于久咳虚喘、劳嗽痰血，为诸痨虚损调补之要药。冬虫夏草还有提高免疫力、抗肿瘤的作用。老、少、病、弱、虚者皆可服用。

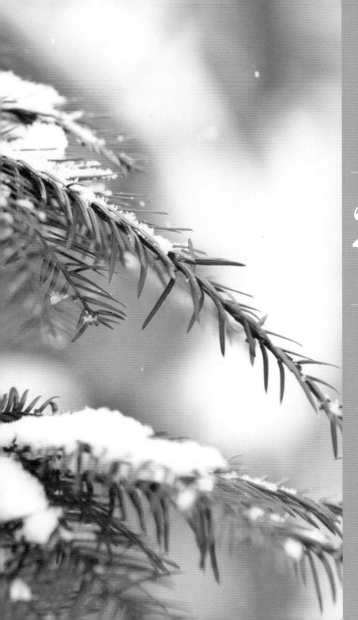

2021 年

11 月

22

星期一

农历
十月十八

一天一颗枣 身体健康少不了

红枣含有蛋白质、多种氨基酸、胡萝卜素、维生素、铁、钙、磷等，还有补益脾胃、调和药性、养血宁神的功效，是物美价廉的补气养血佳品，善用红枣即可达到养生保健的功效。

【忌食】

湿盛或脘腹胀满者忌食；糖尿病患者，湿热重、舌苔黄的人不宜食用。

红枣鸡蛋汤

材料 鸡蛋 2 个，红枣 60 克，红糖、水适量。

做法 红枣泡软，去核，加水 500 毫升煮沸 30 分钟，再将鸡蛋轻轻打入汤中，勿搅拌，煮熟后加入红糖即成。这是民间广泛用于产后补养气血的食疗方。其搭配合理、营养丰富。久服此汤，可使气血旺盛、颜面肌肤丰润光泽，故有美容之效。

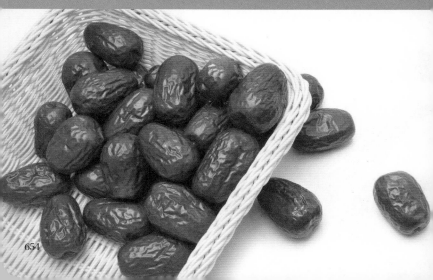

23

星期二

农历
十月十九

红枣味甘，性温，入脾、胃经，有健脾益胃、补中益气、
养血安神、缓和药性的功效。

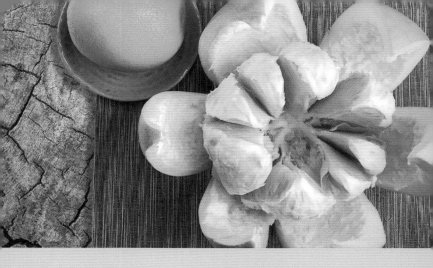

这个水果高血压患者要慎吃

柚子果肉味甘、酸，性寒，有止咳平喘、清热化痰、健脾消食、解酒除烦的作用，酒后鲜食柚子可使唇齿留香。柚皮又名橘红，广橘红味苦、辛，性温，有理气化痰、健脾消食、散寒燥湿的作用。

【宜食】

消化不良者；慢性支气管炎、咳嗽、痰多气喘者。

【忌食】

因其性凉，故气虚体弱之人不宜多食。柚子有滑肠之效，故腹部寒冷、常患腹泻者宜少食。柚子中所含的呋喃香豆素、柚皮素等活性成分会抑制肝药酶的活性，而地平类降压药需要经过肝药酶的代谢最终排出体外。如果服用这类药物的同时吃了柚子，会影响药物的代谢，造成药物在体内大量蓄积，引起药效过强，影响治疗，甚至会出现不良反应。

24

星期三

农历
十月二十

富含钾元素的香蕉，很适合高血压患者食用。因为钾的
摄入，能促进钠的排泄，抑制钠的升压效应，还可以扩
张血管的作用，能有效预防高血压。

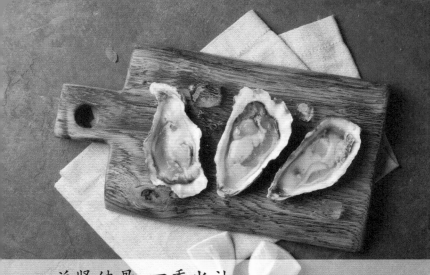

益肾健骨 四季当补

如不注意保养精血，嗜酒纵欲，伤戕过度，则阳气易亢，虚火妄动，故阳常有余。阴虚阳亢，则百病丛生。故需要保重精血以维持身体阴阳的相对平衡。

补阴的实质在于补养肾精和气血。补肾益精可四季进补，要多吃以下食物。

牡蛎肉　味道鲜美，营养价值高，为滋阴补血之上品，又为人们乐于食用的佳肴，常人久服可健身强体、悦色驻颜。

牡蛎煲鹌鹑

材料　鹌鹑1个，干牡蛎若干，枸杞10克，精盐少许。

做法　将鹌鹑宰杀洗净，切成小块，干牡蛎用开水烫洗干净，同鹌鹑放入锅内，加入清汤小火煲40分钟至鹌鹑熟烂，待汤色灰白时加入枸杞及少许精盐即可。

25

星期四

农历
十月廿一

《局方发挥》有云:"阳常有余,阴常不足。"阴是精血,
阳是指气火,即由于精血亏损所产生的虚火。精血是生
命活动的物质基础,不断消耗,易损难复,故阴常不足。

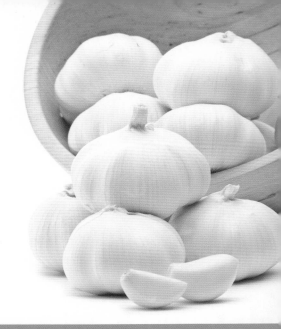

大蒜 灭菌能手，但不可代替抗生素

大蒜能够杀菌消炎，增强免疫力，抗衰老，预防癌症和心脑血管疾病，生吃大蒜还能够防止动脉粥样硬化、祛寒、清洁肠道、刺激食欲等。

小贴士

① 大蒜虽然能够杀菌，但并不能代替抗生素。

② 大蒜味辛，但清窍通眼，因此有眼疾和肝病的患者不宜食用。

③ 大蒜刺激性强，空腹食用会让人胃痛、上腹部有烧灼感，引起急性胃炎。

④ 大蒜属发物，食用不当容易诱发某些疾病，或加重已发疾病。

《本草拾遗》中对大蒜描述道："去水恶瘴气，除风湿，破冷气，烂痃癖，伏邪恶；宣通温补，无以加之；疗疮癣。生食，去蛇虫溪蛊等毒度。"

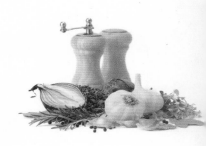

冬天喝一碗养胃汤

　　合理的饮食，可以使人身体强健，益寿延年。民间有"冬吃萝卜夏吃姜，不劳医生开处方""冬鲫夏鲤"之说，在此向您推荐一款好吃不发胖，又能养胃的美食——萝卜鲫鱼汤。

　　鲫鱼　味甘，性平，入脾、胃、大肠经，有健脾开胃、益气利水、通乳除湿之效，对脾胃虚弱、食欲不振、溃疡病、肝炎、肝硬化腹水、水肿等大有疗效。

　　萝卜　味辛、甘，性凉，入肺、胃、大肠经，有清热生津、凉血止血、消食化滞之效。

　　萝卜鲫鱼汤

　　材料　鲫鱼2条（约500克），白萝卜300克，香葱2棵，生姜1小块，料酒、精盐、葱段适量。

　　做法

　　① 鲫鱼宰杀洗净，白萝卜去皮洗净，切细丝，香葱洗净切段，生姜洗净切片。

　　② 锅内倒油，烧热，把鲫鱼煎至两面略呈黄褐色，倒入适量水、香葱段、生姜片、白萝卜丝及料酒，用小火煮至水开后再煮10分钟，放入精盐、味精，取出葱段即可。

27

星期六

农历
十月廿三

孙思邈云："安身之本，必资于食……不知食宜者，不
足以生存也。"

常吃佛手粥 远离甲结节

　　长期情志不畅、肝气不舒、气血运行不畅就会出现痰瘀阻滞，停留在颈前就表现为甲状腺结节。

　　每 5 个人中就有 1 个人患有甲状腺结节，不健康的生活方式、过大的工作压力都是常见原因。在治疗的同时，要注重调整好情绪，保持良好心态，还可以常吃一些具有行气消肿、化痰散结之品。

佛手散结粥

　　材料　佛手 15 克，玫瑰花 10 克，麦冬 10 克，浙贝母 10 克，粳米 200 克。

　　做法　先将玫瑰花捣碎洗净，把佛手、麦冬、浙贝母洗净，再将粳米淘洗干净，放入锅中，加清水上火，煮熟后加少许食盐，稍煮片刻，即可食用。

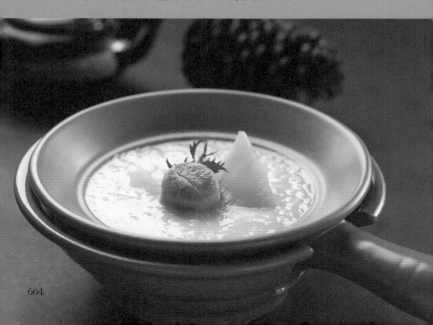

28

星期日

农历
十月廿四

"夫人生瘿瘤之症，非阴阳正气结肿，乃五脏瘀血、浊
气、痰滞而成。"
————《外科正宗》

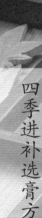

四季进补选膏方

　　春季阳气生发，内应于肝，这个季节，膏方应以疏肝理气为主，易怒之人，膏方中可加入玫瑰花，失眠多梦之人，可加入酸枣仁；夏季气候炎热，容易出汗伤阴，导致体倦乏力、口燥咽干，多选用麦冬、五味子、山药等；秋季燥邪最易伤害人体肺脏，故可选用沙参、麦冬、百合、川贝、杏仁等药物；冬季是膏方进补的最佳时期，不同体质者，进补的药物也不同。

　　气虚体质者神疲倦怠、动则气喘，可选以人参、黄芪、白术等为主的膏方；血虚体质者面色苍白、头晕健忘，可选以阿胶、当归、白芍等为主的膏方；阴虚体质者形体消瘦、口干咽燥，可选以生地、麦冬、沙参、龟板、枸杞等为主的膏方；阳虚体质者畏寒肢冷、尿频遗尿，可选以鹿角胶、杜仲、核桃仁等为主的膏方。

29

星期一

农历
十月廿五

膏方是中药剂型之一，通常用以滋补强身、保养脏腑、
祛除病邪、消除病痛。

经常"清洗"血管
让血栓"拴"不住您

血管并发症是糖尿病并发症的"主力军"。血瘀不仅是糖尿病的致病因素，也是糖尿病的病理产物，其贯穿糖尿病的全过程。

糖尿病是一种病及多个脏腑的疾病。血管损害是糖尿病多种并发症的病理基础，瘀血阻滞为其核心，遵循早期筛查、早期干预、早期防变的原则，尽早应用活血化瘀类之品，对血管进行"清洗"，减少血管并发症的发生。

丹红通络饮

材料　丹参 100 克，红花 100 克，三七 100 克。

做法　取丹参、红花、三七研粉，每次服 5 克，每天 2 ～ 3 次。

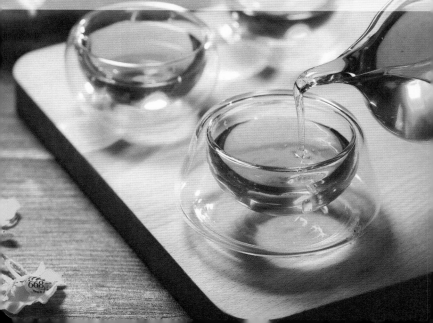

30

星期二

农历
十月廿六

"瘀血发渴者……有瘀血，则气为血阻不得上升，为津
因不能随气上布。"
　　　　　　　　　　　　　——《血证论》

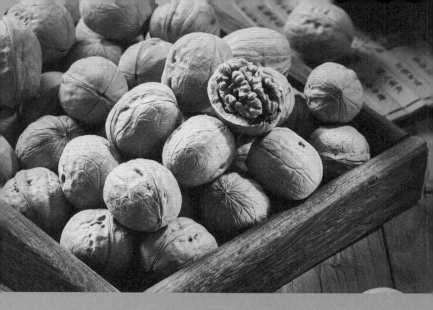

核桃虽小营养多

核桃营养价值丰富，有"万岁子""长寿果""养生之宝"的美誉。核桃中86%的脂肪是不饱和脂肪酸，核桃富含铜、镁、钾、铁、维生素B_1、维生素B_6、维生素E等营养物质。每50克核桃中，含有蛋白质7.2克、脂肪31克和碳水化合物9.2克。此外，食用时为保证营养，不宜剥掉核桃仁表面的褐色薄皮。

秋冬季节是吃核桃的最佳季节。每天吃4～5颗核桃，坚持几个月，可以让头发乌黑。

需要注意的是，核桃不能与野鸡肉、鸭肉同食。核桃含有较多脂肪，多食会引起消化不良、腹泻，所以不宜一次吃得太多。痰火喘咳、阴虚火旺、便溏腹泻的患者不宜食用。

1

星期三

农历
十月廿七

核桃味甘，性温，入肺、肝、肾经，能补肾助阳、补肺
敛肺、润肠通便。

护肝系列之"醋"

食物或药物的"酸、苦、甘、辛、咸"五种味道在中医学中称之为"五味"。五味适宜可以补养人体五脏，五味太过则会损伤五脏。醋具有的"酸"味，入肝。

吃酸可以养肝，慢性肝病患者可以经常适量吃点醋。

醋　又称为苦酒，是以高粱、米、麦或酒等酿制而成的常用调料。我们日常生活使用的食醋具有增加胃液分泌、帮助消食化积、增进食欲、酸化肠道、抑制细菌生长、减少肠内毒素吸收的作用，并且是炮制肝病应用中药的常用辅料和治疗肝相关疾病的药引。如五味子、乌梅、山楂、醋柴胡、醋元胡等都具有明显酸味或需用醋炮制的中药，临床应用上具有较好地降低肝脏转氨酶和改善肝相关症状的功效。

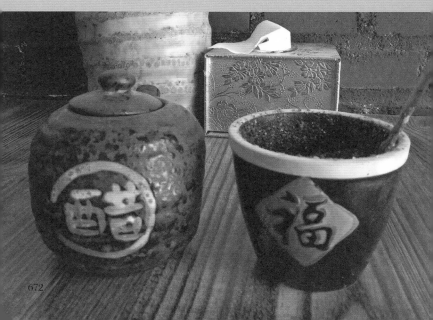

2

农历
十月廿八

醋味酸、苦，性温，有散瘀止血、清肝开胃的作用，还
具有一定的食疗功效。

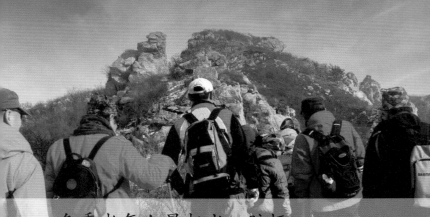

冬季老年人晨起当心脑梗

　　冬季气温骤降，昼夜温差大，低气压、高湿度，更容易刺激体内控制血管活动的神经，造成小动脉血管持续痉挛，血压上升，脑梗也就接踵而至。

　　冬季是脑梗的高发季节，特别是老年人容易中招。晚上睡眠时，人体血液黏稠度增加，因而晚上起来上厕所或者早上一起来的时候是脑梗高发时段。天气寒冷，老年人要尽量少出门，注意头部和颈部的保暖。一旦发现一侧肢体麻木或无力、一侧面部麻木或口角歪斜、说话不清或语言理解困难、眩晕伴呕吐等症状时，要立即到医院进行检查治疗，中风患者的抢救要分秒必争。

3

星期五

农历
十月廿九

老人起床应注意"三个半分钟"：
睁眼继续平躺半分钟；坐起来在床头靠半分钟；双腿垂
下床沿半分钟。最后再下床活动。

久咳久嗽令人忧 萝卜花生来解愁

久咳不愈,在生活中非常常见。咳嗽的原因复杂,很多患者反复进行各种检查,长期使用抗菌和镇咳药物,但收效甚微,对生活、学习和休息造成严重影响。尤其秋冬季节,空气干燥阴冷,久咳久嗽更是常见,采用食疗的方法,往往能取得良好效果。

饴糖萝卜汁

源于明代医家倪朱谟的《本草汇言》。将白萝卜汁30克、饴糖20克和适量沸水搅匀,即可食用,每日3次。适用于新久咳嗽、胸满、喘息诸症,尚可用于治脾胃不调所致的胃脘胀痛、呕逆泄泻等症。

花生冰糖水

花生米100~150克,加冰糖及水适量同煮,饮汤食花生。

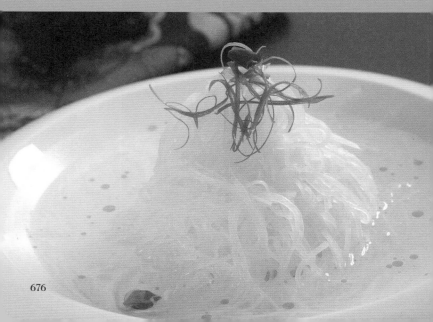

4

星期六

农历
冬月初一

《本草再新》记载，花生冰糖水有"止咳嗽，化痰涎"
之功，适用于慢性支气管炎、秋冬燥咳、小儿百日咳等。

肝脏调养 谁是您的菜?

绿色食物有益肝气循环,还能消除疲劳、舒缓肝郁,多吃些深色或绿色的食物能起到养肝护肝的作用。在此为您推荐一款适合肝脏调养的菜肴。

泥鳅炖黄瓜

材料　野生泥鳅 200 克,黄瓜 500 克。

做法　泥鳅除去腮及内脏,洗净,放入锅中,加入适量清水及食盐,煮至半熟,再将黄瓜切块放入锅中,炖至泥鳅熟透即可,宜空腹温热食用。

适用于慢性肝病伴有黄疸、小便不利及脾胃虚弱者。

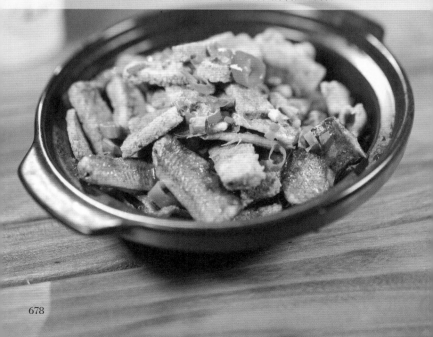

5

星期日

农历
冬月初二

中医学认为"五色食物补五脏""青色入肝",肝脏喜
欢绿色的食材。

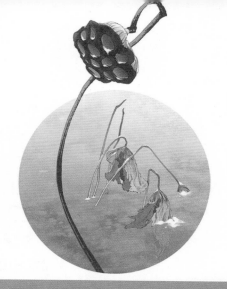

冬季温补 甲减也耐寒

　　人体的生理活动与病理变化因年月季节而不同。冬季严寒，最易耗伤人体阳气，阳气乃温煦之气，阳虚则外寒，故怕冷、乏力。患甲减（学名为甲状腺功能减退症）时甲状腺激素水平低下，机体产热不足，常常耐热不耐寒，耐夏不耐冬。

　　甲减为虚损性疾病，脾肾阳虚为主，在冬季注意防寒保暖的同时，适宜进食温补。肉类食品中的羊肉、狗肉、牛肉等温热滋补，蔬菜中的韭菜、山药可以温阳健脾，瓜果中的胡桃肉可以补肾温阳，<u>多吃这些食物有温补脾肾的作用</u>。

羊肉汤

　　羊肉 100 克，生姜 10 克，葱白 10 克，肉苁蓉 30 克，黄芪 30 克，黄酒 30 克，加水适量入砂锅同煮，加调料，吃肉喝汤。

6

星期一

农历
冬月初三

"人与天地相参也，与日月相应也。"

——《黄帝内经·灵枢》

大雪

今日大雪，《月令七十二候集解》云："十一月节，大者盛也，至此而雪盛也。"大雪之后，天气更加寒冷，路面易结冰，雪路难行，要注意防跌倒，预防踝关节的扭伤。

踝关节扭伤的防治

① 运动前应热身，注意鞋的松紧度（鞋子不能太松），少穿高跟鞋。

② 扭伤后采用 RICE 原则处理。R（rest）：休息。扭伤后减少活动。I（ice）：冰敷。24～48 小时内进行冰敷，减轻肿胀。C（compression）：加压包扎。必要时加压包扎，固定的同时，减轻肿胀（包扎程度要适中）。E（elevasion）：抬高患肢，帮助患肢消肿。扭伤后疼痛较重者，建议前往医院就诊。

③ 习惯性踝扭伤的患者，平时可加强踝关节肌肉力量的锻炼，如踮脚尖走、足后跟走、跳绳等。

天冷勿摔跤 踝扭伤有密招

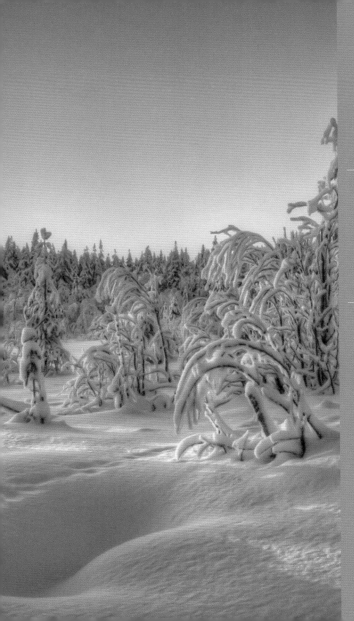

2021 年

12 月

7

星期二

农历
冬月初四

冬季补肾有妙招 巧用药膳效果好

肾藏精，主收藏，与冬季之属性相吻合，冬季想要补肾固肾要做到：早卧晚起，充分休息，适量锻炼热足强身，可调和阴阳；多吃温阳补肾的食物，少食寒凉、冷腻的食物；立冬以后即可食用补肾食物或药膳。

肉苁蓉羊肉粥

材料 肉苁蓉 15 克，精羊肉 100 克，粳米 50 克。

做法 肉苁蓉加水煎煮，煮烂后去渣留汁；羊肉切片后入药汁中，加水煮烂；粳米加水，如常法煮粥，待半熟时，倒入羊肉及药汁，煮至米开汤稠加入少许葱、姜，熟后温热服用。此粥补肾益精作用很强，但夏季不宜食用，性功能亢进者也不宜食用。

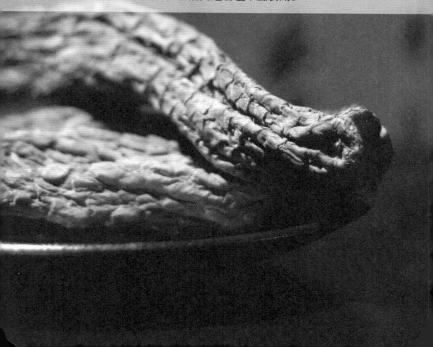

8

星期三

农历
冬月初五

冬季为收藏之季，也是补肾的好时节。

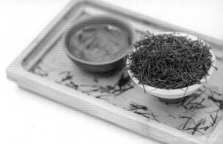

清肠大师之穴位按摩

"欲无病，肠无渣，欲长寿，肠常清。"如果有每天排便但仍有残便感，或长期有连续 3 天以上不排便的情况，伴有面色晦暗、口腔异味、毛孔扩张、皮肤粗糙等症状，应警惕是宿便造成的危害，并考虑对自己肠道进行清理排毒。下面向大家推荐几种清肠穴位按摩法。

中脘穴 位于肚脐正上方 4 寸，即肚脐与胸骨下端连线中点处。用左手手掌贴在右手手掌上，在中脘处按摩。

天枢穴 位于肚脐左右旁开 2 寸。使用中指、无名指的指腹按压此穴。

气海穴 位于腹正中线上，脐下 1.5 寸处。用左手心压右手背，然后用右手带动左手以顺时针方向按摩此穴。

内关穴 位于手掌侧腕横纹的中央，往上 2 寸处。用大拇指按揉此穴。

足三里穴 位于外膝眼下 4 横指、胫骨边缘。用大拇指按揉此穴。

按照以上方法，每天坚持早晚各一轮，每轮 60 次，按压至有酸胀、热感，以不引起疼痛或不适为宜，再结合饮食、运动等，可帮扫除宿便，令肠道畅通。

【注】取穴时，1 寸为 1 指宽（拇指）、1.5 寸为 2 指宽、2 寸为 3 指宽、3 寸为 4 指宽。

中医认为，肠内留毒既可招致早衰，又能导致疾病，如
食欲不振、胃腹胀满、恶心嗳气、口臭、头晕头痛、精
神抑郁等。

秋冬睡卧头向西　安神培元好神奇

在中国传统文化中，梦被称作"五脏的附体"，能够反映脏器的虚实盛衰。良好的睡眠能补充能量、恢复精力，有"养阴培元"之效，掌握睡眠养生要领，即可"驯服噩梦"，踏上简单易行的养生之道。

关于睡眠时卧床的方向，古人提出"秋冬向西"的观点，如《千金要方·道林养性》里说："凡人卧，春夏向东，秋冬向西"，《老老恒言》引《记玉藻》："凡卧，春夏首向东，秋冬首向西"。

原因是春夏属阳，头宜朝东卧；秋冬属阴，头宜朝西卧，以合"春夏养阳，秋冬养阴"的原则。

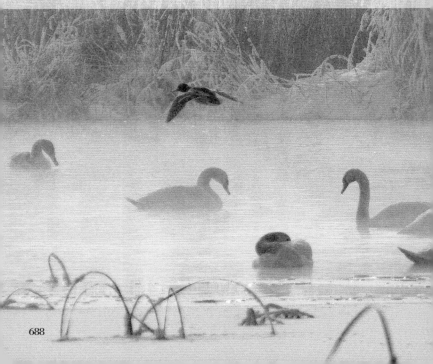

10

星期五

农历
冬月初七

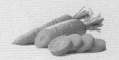

眠食二者，为养生之要务。

俞者，输也。肾脏的寒湿水气由此外输膀胱经。因此长期按摩此穴可以补肾之阴阳，有利身体水湿之气的效果。

肾俞穴在第二腰椎棘突下旁开1.5寸处，即（两侧髂骨高点）水平连线上数两个棘突，旁开1.5寸。简便取穴法：俯卧位，在腰部，和肚脐同一水平线的脊椎左右两边两指宽处。

按摩法 每日睡前双掌摩擦至热后，将掌心贴于肾俞穴，反复摩擦，如此反复3～5分钟；或者直接双手拇指点按肾俞穴50次，以感觉胀痛且腰部微微发热为宜；或每日散步时，双手握空拳，边走边击打双肾俞穴，每次击打30～50次。

艾灸法 可以使用艾箱灸10～15分钟，起到温补肾阳，改善怕冷、无力、疲劳、失眠、遗精、盗汗的效果。

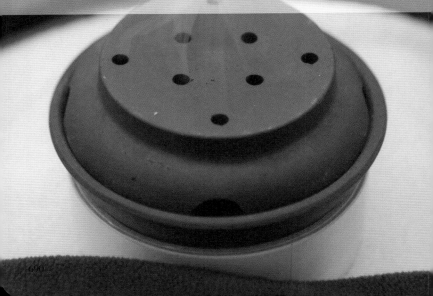

11

星期六

农历
冬月初八

"肾为先天之本，肾藏精。肾阳虚则乏力、手脚冰凉；
肾阴虚则夜间出汗、潮热盗汗、口干喜饮。"

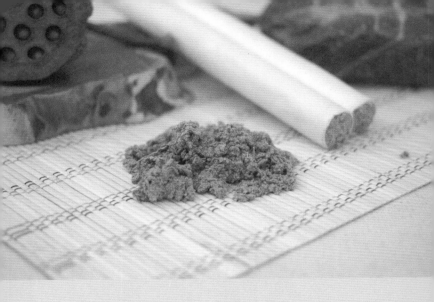

命门　启开生命的门户

命门穴位于人体的腰部，当后正中线上，第二腰椎棘突下凹陷处。

命门火旺，身体强健；命门火衰，则体弱多病。

在此为您指导正确的按摩及艾灸方法。

按摩法　按摩时换上宽松的衣服，双手掌心相对，搓热后重叠反剪放在后背命门穴上，然后上下摩擦即可。如果觉得这样按摩单调，也可以旋转着上下、左右按摩，一边按摩一边打节拍，直到此处有温热的感觉。

艾灸法　先将艾条的一端点燃，在命门穴上方 2～3 厘米的地方开始艾灸，距离以使局部皮肤有温热感而不灼痛为宜，每次灸上十几分钟，直到局部皮肤产生红晕为度，隔天灸 1 次。

农历
冬月初九

古代医家将命门比喻成走马灯运转的动力源——火，认为命门火就是人体的阳气之源。

萝卜煮水、川贝炖梨
论小儿止咳的千方百计

冬季，小儿咳嗽常常令许多宝爸宝妈头疼不已。萝卜煮水、川贝炖梨，可谓费尽心思，千方百计。在此推荐一些"绝招"。

① 萝卜煮水。顾名思义，即是白萝卜洗净切片煮水。可用于干咳少痰、口燥咽干的宝宝。

② 川贝炖梨。将梨与川贝炖煮，加入少许冰糖即成。可用于干咳痰黏、不易咳出、咽喉不适的宝宝。

③ 百合蜂蜜。百合蒸熟，用蜂蜜调和即成。可用于干咳少痰、咽干口燥、肠燥便秘的宝宝。

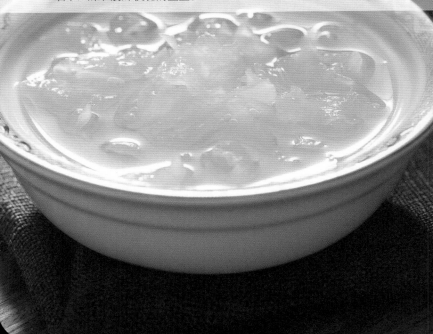

13
星期一

农历
冬月初十

宝宝们应当忌食辛辣、生冷、甜腻，注意寒热，适当添
减衣物，外出戴口罩，不去人多的地方凑热闹。

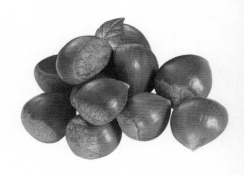

肾病之冬季 食疗小妙方

肾病综合征乃小儿常见病之一，在泌尿系统疾病中仅次于急性肾炎而居于第二位，多由小儿肺、脾、肾三脏虚弱所致。俗话说"药补不及食补"，冬令进补可选用下列食疗方。

栗子粥

材料 栗子（去皮）50 克，大米 50 克，盐少许。

做法 将生栗子用高压锅（少放水）煮熟，去皮，捣碎，放入洗好的大米中，加水煮成粥，再加食盐调味。栗子可补肾，对因肾气不足而引起的腰膝酸软或疼痛有食疗作用。

芝麻粥

材料 芝麻 10 克，大米 50 克，蜂蜜或食盐适量。

做法 先将芝麻炒出香味，再将大米洗净煮成粥加入芝麻，调入蜂蜜或食盐，即可食用。芝麻分为白芝麻和黑芝麻，白芝麻有利肠补肺气的作用；黑芝麻可入肾、强筋骨。

另外，还可食用鸽子粥、板栗、红薯等，能养胃健脾、强身健肾。

14

星期二

农历
冬月十一

肾主藏，冬季乃藏之季，适当进补对肾病儿童百利而无一害。

鼻炎反复不见好
冬季进补有奇效

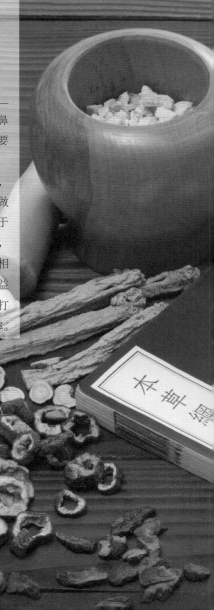

鼻鼽是以突然和反复发作的鼻痒、打喷嚏、流清涕、鼻塞为主要特征的鼻病。

秋冬养阴，秋冬应顺应节气，保养体内阴气，为潜藏阴精阳气做准备。肺与肾在五行中分别对应于金和水，依据五行相生相克理论，肺开窍于鼻，肾属水，依据金水相生的原理，秋冬进补膏方可健脾益气，温肾通窍，为来年阳气生发打好基础，补足阴精，减少发病概率。

15

星期三

农历
冬月十二

"肺气通于鼻，其脏有冷，冷随气入乘于鼻，故使清涕
不能自收。"
——《诸病源候论》

留神！冬季痔疮、脓肿易频发

　　冬季天气寒冷干燥，人们往往食用过多的温补类、辛辣刺激性食物，容易造成肛门直肠血管充血扩张，使大便秘结，若是饮水不够，容易诱发痔疮。

　　冬季预防痔疮、脓肿，一方面饮食上要荤素搭配，摄入充足的水分，多吃蔬菜水果，尽量少吃辛辣刺激性食物；一方面要适当运动，避免久蹲、久坐，特别是排便时不要看报或者玩手机，尽量将排便时间控制在 5 分钟左右；还要养成良好的卫生习惯，保持肛门清洁。

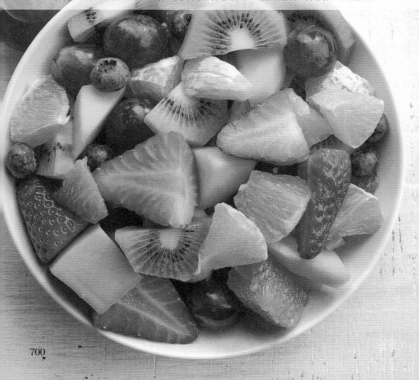

肛门局部锻炼，可以防治痔疮：全身放松，臀部及大腿
夹紧，吸气时将肛门向上收提，稍闭一下气后呼气放松，
反复 30 次，早晚各做一遍。

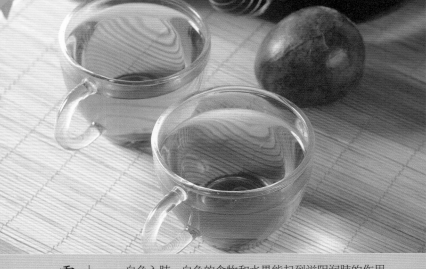

雾霾天气 润肺止咳食疗方

白色入肺，白色的食物和水果能起到滋阴润肺的作用，缓解雾霾带来的不适。因此，要多吃一点白色食物，如白木耳、白萝卜、山药、莲子、荸荠、藕等，以及白色水果，有雪梨、山竹、苹果等。此外还可以选择胖大海、百合、沙参、菊花、桑叶、白茅根等中药煎汤代茶饮。下面推荐两个雾霾天气的食疗方。

百合炖雪梨

干百合 50 克，清水浸泡半小时；雪梨 2 个，洗净去核，连皮切块；将雪梨块和百合放入砂锅，加适量水，小火煲煮 1 小时，加入冰糖，搅拌即可食用。适用于雾霾天气日常养生。

罗汉果乌梅甘草茶

取罗汉果 15 克、乌梅 5 克和甘草 5 克，捣碎一起同入砂锅内，水煎代茶饮。此方适用于雾霾天气出现的咽干咽痛、咳嗽少痰的人群。

17

农历
冬月十四

雾霾天气对人体最为常见的危害就是引起呼吸系统不适
症状，如咳嗽、咽干不适、咽痛、胸闷等。

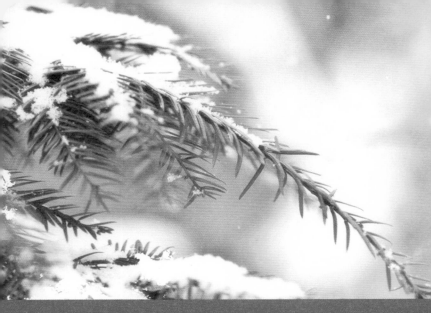

防雾抗霾 扶正避邪两不误

　　雾霾持续，不仅会诱发或加重呼吸系统和心脑血管疾病等，还可能导致胎儿畸形和早产，不利于儿童成长，也影响人的心理健康。

　　为减少雾霾对人体的危害，要从两个方面入手：一方面，要减少雾霾的吸入和接触。尽量少开窗户，有条件者可使用空气净化器净化空气，减少室外活动，戴专业防护口罩等以减少雾霾吸入，外出归来应立即清洗面部和裸露的肌肤，清洁毛孔；另一方面，要顾护正气，加强机体对雾霾的抵御能力。规律作息，保持充足的睡眠，避免熬夜和过度劳累；多饮水，饮食宜清淡、易消化；多吃新鲜蔬菜，尤其是白萝卜、藕、山药、荸荠、银耳等；多吃水果，如梨、枇杷、罗汉果等，能起到利咽、润肺、止咳的作用。

18

星期六

农历
冬月十五

"正气存内，邪不可干""虚邪贼风，避之有时"。

——《黄帝内经》

薏苡仁 去湿气还数它最棒

薏苡仁生用甘淡微寒、渗利清补，能清利湿热、除痹排脓，略兼健脾，湿热或又兼脾虚者宜用，炒制的薏苡仁平而兼补，主以健脾，兼以渗湿止泻，脾虚湿盛无热或热不盛者宜用。

红豆薏苡仁汤

将同等分量的红豆和薏苡仁洗净，放入锅中用清水浸泡 4 小时以上。泡好后先大火煮至水沸，然后转小火煮 40 分钟，在煮好前放入冰糖继续熬煮至冰糖融化即可关火。

脾虚无湿、大便燥结者及孕妇慎服。

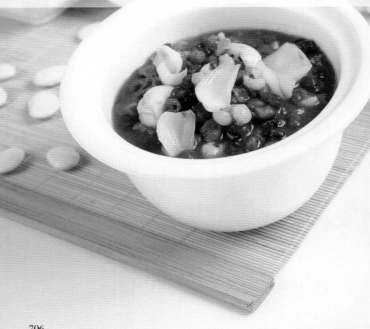

19

星期日

农历
冬月十六

薏苡仁味甘、淡，性凉，入脾、胃、肺经。

中药浴足来帮忙

耳鸣嗡嗡睡眠差

中药浴足粉由干姜、吴茱萸等药物按照一定比例混合而成，以温热作用于足部按摩刺激反射区，使皮肤腠理完全开泄，通过皮肤及经络的传输作用，可使机体气血运行通畅，药物随热而行，乘热吸收，经脉循行，直达病所。

使用方法 每晚 9:00—10:00，将足浴中药粉 30 克倾倒于足浴盆中，用约 2000 毫升开水冲化，待温度降至 40 ~ 50℃即开始足浴。水温下降时添加热水，可在盆底放置一小滚轮，双足以能承受的力量搓动滚轮继续足浴 15 ~ 20 分钟，至全身微热、额头或背部微微出汗，擦干双足，即可入睡。

注意事项 足浴时时间应控制在 30 分钟以内；浴盆内水温不宜超过 50℃。

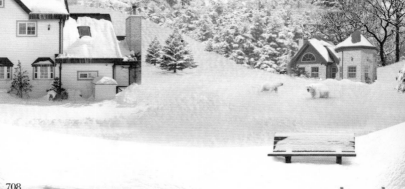

20

星期一

农历
冬月十七

《黄帝内经》记载："阴脉集于足下，而聚于足心，谓经脉之行；三经皆起于足。"即足部是三阴经的起点，三阳经的终点。双足穴位达 66 个，占全身穴位的1/10。

冬至

　　一头乌黑亮丽的头发是很多人的梦想。《黄帝内经·素问·六节脏象论》云："肾者……其华在发。"所以头发的生机根源于肾气，肾气充盛的人，头发乌黑茂密有光泽，而毛发早白者，与肾气不足肾精亏虚有很大的关系。冬至是补肾的最佳时节，又因肾主黑，黑色独入肾经，靠黑色的食物来补肾乌发正是"顺应天时"的最佳表现，故在冬至时节多食黑色食物有助于补肾乌发。

　　主食可选用黑豆、黑米、紫薯、黑荞麦、黑芝麻、核桃仁；蔬菜类可选用香菇、黑木耳、胡萝卜、紫苏、海带、蕨菜等；肉食类可选用黑鱼、乌鸡、乌贼、甲鱼、海参等；果品类可选用黑枣、桑葚、桂圆、乌梅、黑葡萄等。黑色的食物都含有自然界的植物体与阳光作用而形成的色素，可以补充人体的色素，对乌发有益。

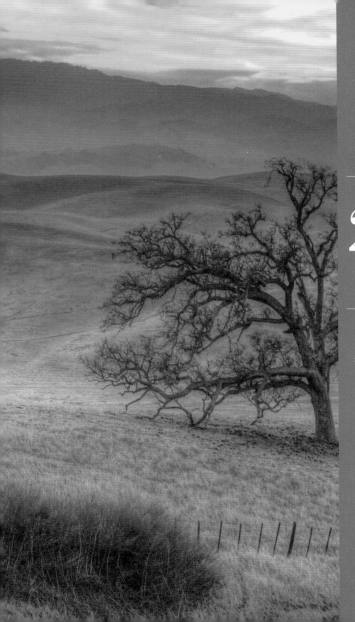

2021 年

12 月

21

星期二

农历
冬月十八

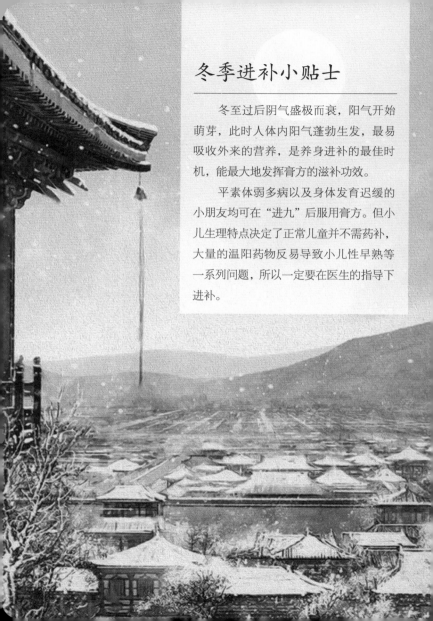

冬季进补小贴士

　　冬至过后阴气盛极而衰，阳气开始萌芽，此时人体内阳气蓬勃生发，最易吸收外来的营养，是养身进补的最佳时机，能最大地发挥膏方的滋补功效。

　　平素体弱多病以及身体发育迟缓的小朋友均可在"进九"后服用膏方。但小儿生理特点决定了正常儿童并不需药补，大量的温阳药物反易导致小儿性早熟等一系列问题，所以一定要在医生的指导下进补。

22

星期三

农历
冬月十九

春生夏长，秋收冬藏。

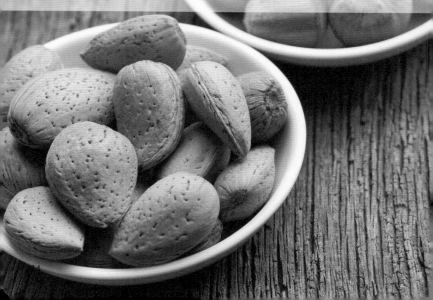

数九寒天 保暖少不了

寒冷使血循环外周阻力加大，心脏和脑部负荷加重，易导致脑卒中。

小贴士

① 注意保暖，尽量减少外出，避免受寒，可使用口罩、围巾、帽子等保暖工具。

② 适当活动，鼓舞身体阳气，如搓手、搓耳朵等。人的手上和耳部有许多重要的穴位和反应点，通过揉搓手掌、耳朵可以充分刺激它们，调整身体功能，振奋阳气。

③ 饮食上可适量多食坚果，坚果虽然油脂成分多，但都是以不饱和脂肪为主，因此有降低胆固醇、治疗糖尿病及预防冠心病等作用；坚果中含有大量蛋白质、矿物质、纤维素等；坚果还有御寒作用，可以增强体质，预防脑卒中的发生。当然，吃坚果要适量，并且应因人而异。

23

星期四

农历
冬月二十

冬至开始，就进入"数九寒天"，也就是"进九"；
三九天是一年中最冷的时节，也是脑卒中的高发时段。

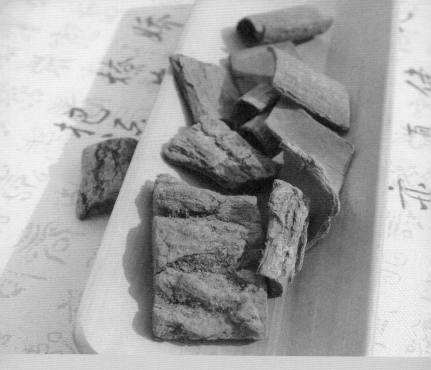

中药故事系列　杜仲

　　古时候，有位叫杜仲的大夫，一天他进山采药，偶尔看见一棵树的树皮里有像"筋"一样的多条白丝"筋骨"。他想人若吃了这"筋骨"，会像树一样筋骨强健吗？于是，他下决心尝试。几天后，不仅无不良反应，反而自觉精神抖擞，腰、腿也轻松了。他又服用一段时间后，结果奇迹出现了，不仅身轻体健、头发乌黑，而且得道成了仙人。

　　人们知道这种植物后，将它叫作"思仙""思仲"，后来就干脆将它唤作杜仲。

24

农历
冬月廿一

杜仲味甘，性温，具有补肝肾，治腰背酸疼、足膝痿弱、
小便余汤、阴下湿痒等功效。

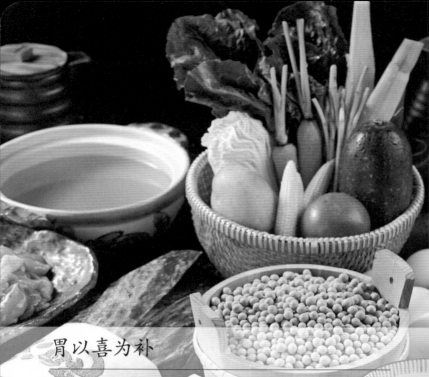

胃以喜为补

　　清代名医叶天士曾有一句名言"胃以喜为补"，是指胃气虚弱时，食欲较差，需选择一些想吃的东西来调补。为什么呢？一是患者胃口弱，无法接受他不喜欢的食物；二是下意识喜欢的食物，往往都是他身体所需的。机体一些下意识的喜好还能反映人的身体状态：有人喜欢吃口感较脆的蔬菜，如萝卜、芹菜，说明他体内偏于郁滞，需要脆的食物来疏通；有人喜欢吃年糕等黏腻的食物，说明体虚需要填补。

　　在饮食养生时，千万别拘泥于标准食谱，而要适当照顾到自己的口味，只有人体喜欢或能接受的食物，营养成分才能被充分吸收。反之，既不利于营养物质的吸收，还会影响食欲。

25

星期六

农历
冬月廿二

虽说"胃以喜为补",但即使进食喜食之品,也应适可
而止,避免过量而加重胃的负担,这样才能达到养胃健
体的最佳效果。

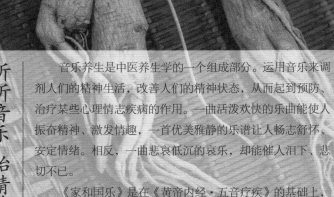

听听音乐 怡情养神

音乐养生是中医养生学的一个组成部分。运用音乐来调剂人们的精神生活，改善人们的精神状态，从而起到预防、治疗某些心理情志疾病的作用。一曲活泼欢快的乐曲能使人振奋精神、激发情趣，一首优美雅静的乐谱让人畅志舒怀、安定情绪。相反，一曲悲哀低沉的哀乐，却能催人泪下、悲切不已。

《家和国乐》是在《黄帝内经·五音疗疾》的基础上，糅合医学、易经、音乐、人脑开发、生物场等众多理论，在上千首中国名曲中，精选而出的最有益中国人身心、最代表中国文化精粹、最能健脑益智的经典曲目，辅以自然之音，独家打造的一部音乐盛典。

26

星期日

农历
冬月廿三

《黄帝内经·灵枢》里有云："天有五音，人有五脏；
天有六律，人有六腑。"沟通了五音、五脏和气的五种
运动方式的内在联系。

杏林故事 对症下药

　　华佗是东汉名医。一次，府吏倪寻和李延两人都感觉头痛发热，一同去请华佗诊治。

　　华佗经过仔细地望色、诊脉，开出两张不同的处方，交给病人取药回家煎服。两位病人一看处方，给倪寻开的是泻药，而给李延开的是解表发散药。他们想，我俩患的是同一症状，为什么开的药方却不同呢，是不是华佗弄错了？于是，他们向华佗请教。

　　华佗解释道：倪寻的病是由于饮食过多引起的，病在内部，应当服泻药，将积滞泻去，病就会好；李延的病是受凉感冒引起的，病在外部，应当吃解表药，风寒之邪随汗而去，头痛也就好了。

　　两人听后十分信服，便回家将药熬好服下，果然很快都痊愈了。

　　后来，人们常用"对症下药"这个成语来比喻针对不同情况，采取不同方法处理问题。

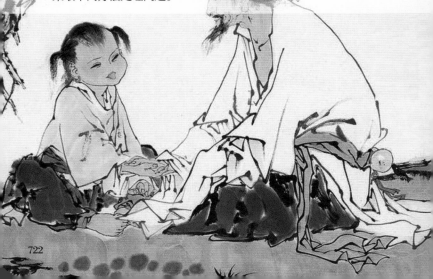

27

农历
冬月廿四

中医强调辨证治疗，病证虽一致，但引起疾病的原因不
同，故治疗方法也不一样。

睡前一盆汤　泡泡更健康

我国民间素有"春天洗脚，升阳固脱；夏天洗脚，除湿祛暑；秋天洗脚，肺润肠濡；冬天洗脚，丹田温灼"的说法。

艾叶足浴汤

取干艾叶 50 ~ 100 克（根据水的多少而定，没有严格标准），用水煮开后放凉至 40 ~ 50℃，或用热水浸泡艾叶 20 分钟后加凉水。

【忌用】

① 患有动脉炎、静脉炎以及动静脉血栓的患者不宜泡脚，可能会引起局部的血管扩张。

② 糖尿病周围神经病变的患者末梢神经不能正常感知外界温度，容易被烫伤，引发足部感染，因此不宜泡脚。

③ 足部有溃疡、炎症、皮肤病等的人群也不宜泡脚。

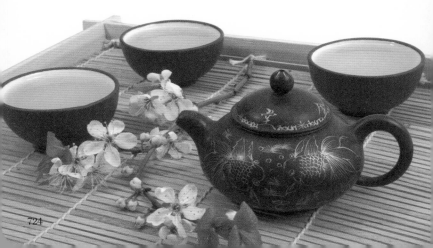

28

农历
冬月廿五

坚持中药足浴、足疗能平衡新陈代谢，防治肾病。

祛斑可以喝这种茶

　　想要祛斑，日常起居要多注意。首先在饮食上，应当清淡少盐。另外，多吃含富维生素 C 和维生素 E 的食物，可以有效地辅助祛斑。日常还可以喝点疏肝解郁的花茶，如薰衣草、玫瑰、枸杞等，对养颜美容也有一定的效果。

　　紫色甘菊茶

　　薰衣草、洋甘菊各 3 茶匙加热水冲泡，可加入适量的蜂蜜或冰糖，代茶饮。薰衣草能美白、镇静、松弛、助眠，洋甘菊能排毒、降血压、降肝火、净化体质。

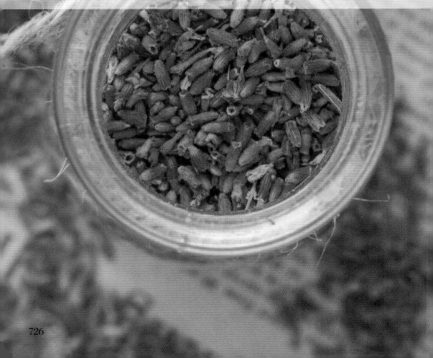

29

星期三

农历
冬月廿六

洋甘菊中含有黄酮类物质，能有效抑制细菌滋生，起到
抗菌消炎的作用。

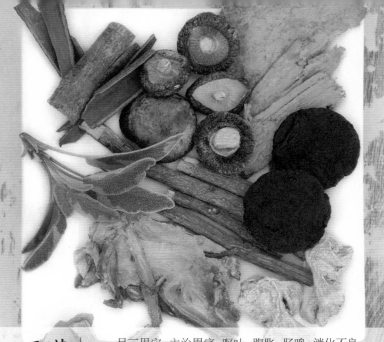

若要身体安
三里常不干

足三里穴，主治胃痛、呕吐、腹胀、肠鸣、消化不良、下肢痿痹、泄泻、便秘、痢疾、疳积、癫狂、中风、脚气、水肿、下肢不遂、心悸、气短、虚劳羸瘦等。

在髌骨（膝盖的圆形骨）直下两侧的凹陷处叫膝眼，外侧为外膝眼。足三里穴位于外膝眼沿胫骨直下3寸（可将食指、中指、无名指和小指并拢，以中指中节横纹处为准，四指宽度即为3寸）处。

方法：将手握成拳，用食指的第一指节轻轻地顶在足三里穴上，在穴位上像钻头一样，向下稍稍发力，便能够有效刺激足三里穴。除了按摩足三里穴，还可选择艾灸的方式，同样能够起到强身保健的作用。

2021 年
12 月

30

星期四

农历
冬月廿七

民间常说："常按足三里，胜吃老母鸡""若要安，三
里常不干"等。可见足三里穴是一个非常好的医疗和保
健穴位。

冬瓜可养肝护肝

冬瓜具有清热解毒、利湿化滞、降脂降压、通利小便之功效。不含脂肪，热量少，所含的丙醇二酸能够抑制糖类转化为脂肪，是一种非常好的减肥食品。还特别适合肝硬化腹水患者食用。

冬瓜汤

材料　青皮冬瓜 400 克，生姜 1 块，带椒目花椒 2 颗。

做法　青皮冬瓜带皮洗净，切片，砂锅中放入清水、冬瓜、生姜、花椒，冬瓜煮熟，加入麻油调味即可。

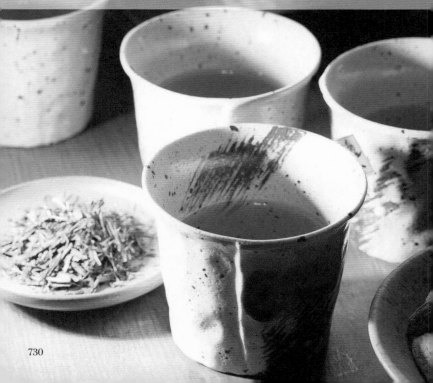

31

星期五

农历
冬月廿八

中医学认为"五色食物补五脏""青色入肝",肝脏喜
欢绿色的食材。

特 别 鸣 谢

湖北省中医院

（湖北省中医药研究院、湖北中医药大学附属医院）

所有参与编写的医务人员

药 事 部	严劲松	陈树和	胡晓雪	冯汉鸽	高申蓉
	段雪云	黄正德			
肾 病 科	金劲松	邹新蓉			
皮 肤 科	李 恒	皮先明	肖建桥		
老年病科	甘爱萍	谭子虎	刘进进		
针 灸 科	周仲瑜				
肺 病 科	杨宏志				
内分泌科	华 川	喻秀兰	肖万泽		
儿 科	刘汉玉	杨 琳	向希雄	刘晓鹰	
眼 科	李良长				
骨 伤 科	王胜利	李胜利	许申明	杨功旭	梁克玉
	邹 季	白书臣	何承建	熊昌源	
脾胃病科	胡运莲	李天望	郑 辉	林 敏	
肛 肠 科	林爱珍				
妇 产 科	姜惠中	周忠明	徐竹梅		
神志病科	周晓宁				

肝 病 科　王伯祥　李晓东　邵冬珊　肖明中　程良斌
　　　　　　陆定波

脑 病 科　涂晋文　丁砚兵

耳鼻喉科　邓可斌　何建北　易新林　陈　颖

推拿康复科　赵　焰　周　晶　季冰天　张　颖　冯兆柱
　　　　　　刘甲兵

甲状腺疾病诊疗中心　左新河

呼吸内科　田正鉴

风 湿 科　李惠玲　叶志勤

美 容 科　胡霜红

心 内 科　吴　斌　罗雪挺

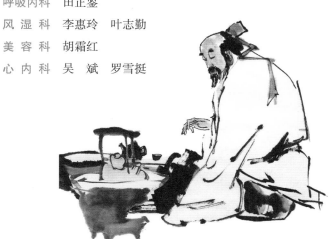

图书在版编目（CIP）数据

养生日课：2021版 / 湖北省中医院编 . — 武汉：
湖北科学技术出版社，2020.9
ISBN 978-7-5352-9707-5

Ⅰ.①养… Ⅱ.①湖… Ⅲ.①养生（中医）－基本知识
Ⅳ.① R212

中国版本图书馆 CIP 数据核字（2020）第 175731 号

YANGSHENG RIKE

责任编辑	严　冰　刘　芳
装帧设计	喻　杨　张子容
出版发行	湖北科学技术出版社
地　　址	武汉市雄楚大街 268 号
	（湖北出版文化城 B 座 13 ～ 14 层）
邮　　编	430070
电　　话	027-87679468
网　　址	http://www.hbstp.com.cn
印　　刷	武汉市金港彩印有限公司
邮　　编	430023
开　　本	880×1230　1/32　4 插页　23.125 印张
版　　次	2020 年 9 月第 1 版
	2020 年 9 月第 1 次印刷
字　　数	300 千字
定　　价	99.00 元

（本书如有印装问题，可找本社市场部更换）